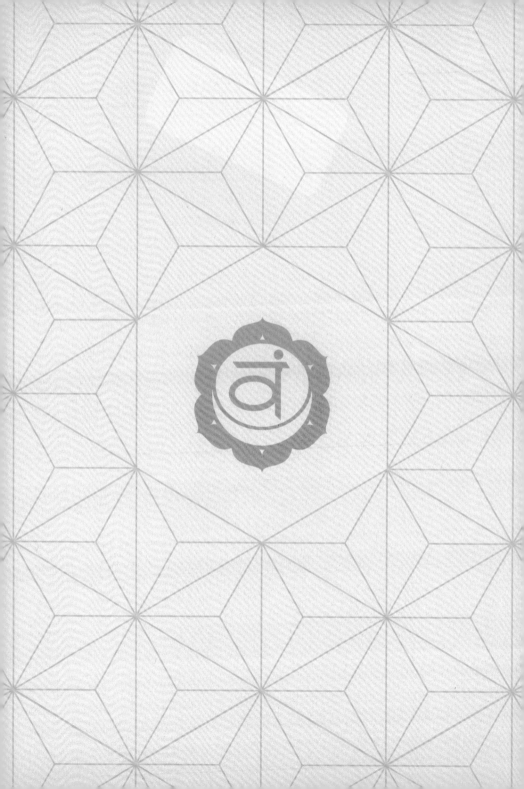

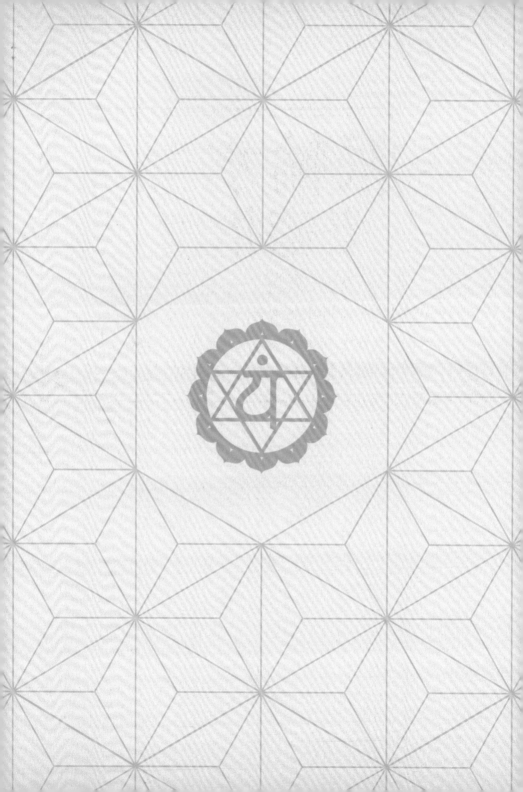

脈輪水晶療癒指南

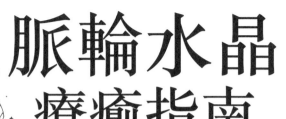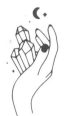

7 大脈輪冥想練習‧70 種水晶屬性
啟動自我調頻力，恢復身心能量平衡

凱琳‧弗雷澤 Karen Frazier 著　黃春華 譯

Chakra Crystals
A Beginner's Guide to
Self-healing with Chakra Stones

CONTENTS

PART TWO
脈輪療癒

CHAPTER 5 **太陽神經叢脈輪**
THE SOLAR PLEXUS CHAKRA

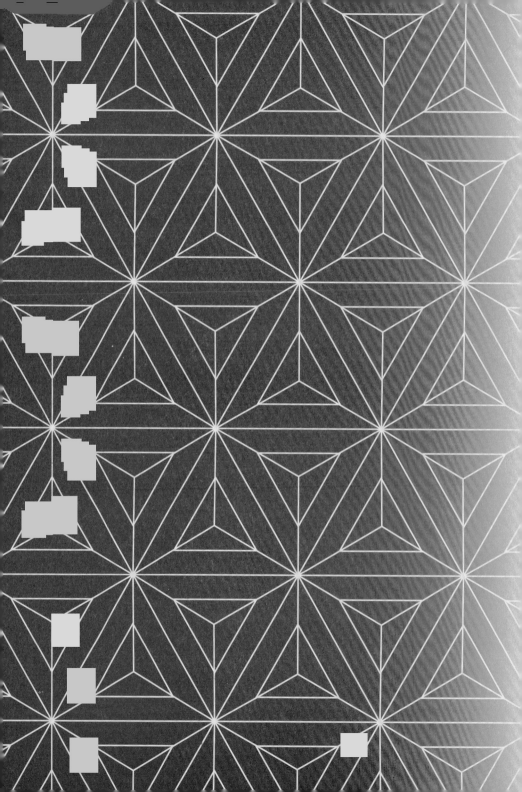

前 言

療癒是高度個人化的歷程，但這並不意謂你需要獨自進行。無論你在療癒路程的哪一階段，宇宙都會伸手協助，提供工具和老師，幫助你在這條路上得到最大的福祉。

我人生大部分時間都走在療癒的路途上。路上的每一步，宇宙都剛好在正確時刻為我提供真正符合我需要的東西。而且，與其他帶著人類肉身在地球遊歷的靈魂一樣，我也經常需要協助。在那樣的時刻，我會伸手求援，而我需要的工具和老師也總是早早就等著我與他們接觸，我因此能夠持續成長、療癒，繼續走在這條最符合我利益的道路上。我很感謝這些幫助。

宇宙除了在我的療癒旅途上幫助我，還給了我另一份美好的禮物——讓我有機會陪著其他人一起走他們的療癒之路。多年來，我以各種身分為人服務，包括：能量治療師、靈氣師父、水晶治療師、通靈人、聲音治療師、生活教練、作家和老師。協助人們找到自己的力量，讓他們有機會成長、改變和療癒身、心、靈，這不僅是我靈魂的使命，也是我生命的熱情所在。我有能力透過神的恩典做到這件事，幫助他人認識並善用宇宙為他們

提供的療癒恩賜。

　　水晶和脈輪平衡是我在自我療癒路途上最早使用的工具。我從小就愛水晶，而且從年輕時代就開始從事能量治療和脈輪平衡方面的工作。現在，我已屆中年，水晶、脈輪和其他形式的能量工作，就是我平日持續實踐的靈修和治療方法，同時也把這些方法教給想要踏上療癒之路的人。我的工作是讓你本身（還有跟你一樣的其他人）具備能力，擁有治癒自己身心靈的力量。所有訊息和工具皆來自宇宙；我只是他們與你之間的連結管道。我深感自身之渺小與榮幸，得以獲允在你的療癒歷程中扮演一個小小的角色。

　　現在你選擇閱讀這本書，表示神已經聽到你想要尋求療癒和指引的請求，並對你伸出了援手。你會在此時此刻拿起一本關於脈輪和水晶療癒的書，絕非偶然，因為對你來説，這是正確的道路。學習關於脈輪的知識，了解它如何建構起你的能量系統，將你的肉身與神性自我相連結，而水晶，就是平衡脈輪的工具和方法，結合這兩者，是身、心、靈統合過程中非常重要的一步。

　　接下來的章節，我會幫助你了解什麼是脈輪，以及為何脈輪很重要。你會知道每一個脈輪為什麼會失調和失衡，還有脈輪失衡對我們的身心靈會產生什麼樣的影響。你會一一探索每一個脈輪，認識到每一個脈輪失衡所出現的特定徵兆，以及我們身體、心理、情緒或精神上會出現哪些症狀。然後你會找到工具——特別是水晶，

但也會有其他工具，幫助你重新平衡這些能量中心，促使療癒發生，讓你感覺更健康。

如果你是第一次接觸能量療癒、脈輪工作或水晶，不妨從頭到尾先把這本書讀完，嘗試各個章節提到的工具、練習和活動，或是選擇你有興趣的部分來做。如果你已經有能量療癒方面的經驗，或是你想特別針對某個特定問題或失衡現象，那可以直接跳到相關章節，找到能滿足你需求的工具和技術。如果你不確定該從哪裡下手、或是不確定自己想要找什麼——但你知道你在尋找某樣東西——那請閉上眼睛，專心觀想某個特定議題或疑問，然後隨機翻開這本書的任何一頁，看看宇宙希望你關注什麼問題。

俗話說：「徒弟準備好了，師父就會出現。」你現在讀到這本書，代表你已經準備好了，我衷心期盼你能從這本書找到療癒解方，幫助你在旅途上往前邁進。畢竟，宇宙已經聽到你的請求，而祂現在正伸出手，預備成為你療癒之路的奧援。

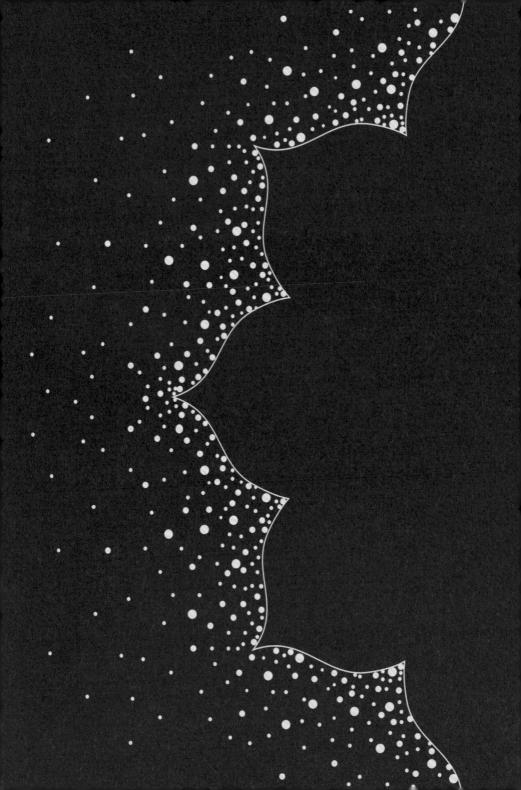

PART

ONE

◇◇◇◇◇◇◇◇◇◇◇◇◇◇◇

基礎概念

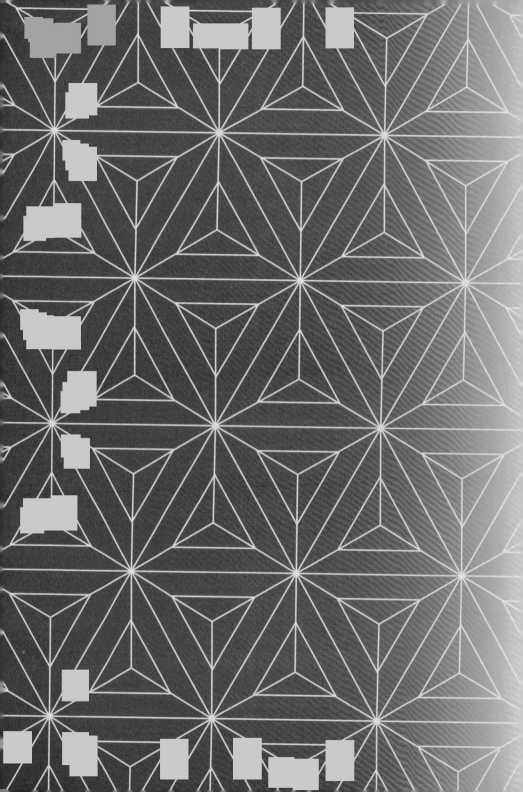

CHAPTER 1
脈輪

在我從事水晶和能量療癒工作的這些年，我發現，教導人們脈輪系統的屬性，是幫助他們了解自身能量結構最簡單的方法之一，而且也是一個很好的起點，讓你能夠發現能量失衡會對你的身體、心理、情緒和精神健康產生什麼影響。如果你了解你的脈輪，你就能採取正確的療癒策略，重新平衡你的能量，恢復最佳的健康狀態。在這一章，你會對你的能量系統有全面性的了解，包括：肉身體（physical body）與以太體（etheric self，也就是能量體〔energetic body〕）是如何透過能量系統相互連結起來，為什麼維持能量系統的平衡很重要，以及脈輪跟你的整體能量結構如何保持一致和諧。你也會了解，為什麼能量是一切物質的本體，而真正有效的療癒路徑，一定是由能量層面走向身體層面的。

能量無處不在

我們生活在其中、且可實際觸摸的這個有形宇宙，看起來似乎是非常堅固的實體。然而，科學證據告訴我們，看起來堅實的固體，實際上是無數的振動能量靠著力場（force fields）聚集在一起，製造出一種**假象**（**illusion**），讓我們以為那是堅固的實體。一切有形固體——無論是你現在坐的那張椅子、手上拿的書，還是正在消化這個章節內容的大腦——它們最基本的構成要素都是「能量」。愛因斯坦的一句名言也明白地提到這件事：「現實只是一種假象，只不過，它是連貫持續存在的一種假象。」

你這個人的各個面向——包括身、心、靈——全都是能量的實體化顯現（manifestation）。能量是一切事物的基石，它生成、分解、然後又再次生成，如此一遍遍反覆，構成了你所看到、聽到、嚐到、觸摸到、感覺到、聞到和觀察到的一切。這是科學界普遍周知的**熱力學第一定律**，也稱為「**能量守恆定律**」：在封閉的系統中，內部能量必定保持不變；它不能無故生成，也不能無故摧毀；它只會改變形態。

我們的宇宙就是一個封閉系統。它始終擁有——而且將持續擁有——完全等量的能量。只是，那能量會不斷轉換、聚集、分解，以及重新生成構成整個宇宙的物質。

意思就是說，你是由能量組成的，就跟天上星星和

你腳下的大地一樣。你看到和經歷到的一切也是由能量構成，只是這能量不斷轉換、移動和變化，永不停止地跳著創造之舞。

能量穿行在你身體的每一個細胞。它從你身上發散而出，環繞在你四周，同時連結著你的現在、過去和未來。因此，當某個有形實體似乎「出了問題」，必定是因為能量受到干擾之故，因為能量是唯一存在的東西。當某樣東西擾亂了一個生命體的能量，它會導致這個生命體的身、心、靈出現單一或合併症狀，而修正那個干擾的方法，就是讓已經失去平衡的能量振動系統重新恢復平衡。簡單來說，任何一種恢復健康和消除症狀的方法，都是在處理能量問題，因為萬物的存在都是能量。

從你身上發散而出、環繞在你四周的能量，我們稱為「**氣場**」（aura）。它是你個人的能量振動與整個宇宙能量相互連結與互動的一種方式。你的氣場起於你的身體內部，往外穿過你的皮膚，然後一層一層向外擴展，跟你周遭一切事物的能量融合與混合，最終，和宇宙所有能量結合在一起。如果我站在你身邊，我的氣場就會和你的氣場合併在一起，而這種能量的混合狀態，使我們很難去界定到底哪裡是我氣場的終點、哪裡是你氣場的起點。從更大的範圍來看，這意謂著我們無法分別出你能量場的終點在哪裡、宇宙的能量場又是從哪裡開始的；萬物都是一體，萬物皆彼此相連，在其根本核心，一切萬物皆有神性（it's all Divine）。

認識脈輪

在開始認識脈輪系統之前，我們先來了解兩種能量運行的方式：氣場和經絡（meridians）。

你的氣場是你全身**整體能量結構**（energy anatomy，或稱**「人體精微結構」**〔subtle anatomy〕）的一部分，它將你的「肉身我」（physical self）與你的「能量（以太）我」（energetic〔etheric〕self）連結起來。氣場的概念最初出現於維多利亞時代的神智學文獻中，再加上克里安攝影技術（Kirlian photography）的出現，讓專家們能夠使用金屬放電板捕捉到環繞在物體和有機體周圍的能量影像。現代的氣場攝影則是使用生物反饋和電腦化模組來模擬一個人的氣場外觀。

經絡是你整體能量結構的另一個面向。這個概念來自傳統漢醫，最早可追溯到西元前 200 年。經絡是貫穿在你全身的能量通道，類似「能量血管」的概念。這些通道將肉身體與以太體連結起來，把「氣」輸送給你的物質肉身，這個「氣」，就是那股暗中默默運行、將我們和宇宙相連結的生命力能量。傳統漢醫教導我們，不平衡的氣會導致身體、心智、靈魂生病。恢復經絡平衡就能帶來治癒。

許多治療師會使用氣場和經絡的概念來平衡生命能量。比如，氣場治療師平衡你氣場的振動，而針灸治療師則用針灸來平衡流經你經絡的能量。但我發現，要了

解精微能量結構，最簡易的方法是認識你的「**脈輪系統**」
（chakra system）。

　　最早提及脈輪概念的是《奧義書》（*Upanishads*），
這是大約西元前 700 年開始編寫的印度教聖典。自古以
來，脈輪知識在許多療癒方法中始終扮演著關鍵角色。
當我在處理能量結構的療癒問題時，我最常使用的就是
脈輪概念，因為它們最容易理解，最容易辨識出什麼情
況是失衡的，也最容易傳授給其他人，讓人們可以親身
參與自己的療癒復元過程。

　　脈輪是不停旋轉的光輪，將有生命的物理對象與本
源能量（或稱為氣、普拉納、生命力能量）連接起來。
每一個脈輪的振動頻率皆不同，因此也各自呈現不同的
特定顏色。在人體內部，這些不斷旋轉的能量輪子將**你
的「肉身我」**（你的身體和心智）與**你的「以太我」**（你
的情緒和精神）聯繫起來。為了讓你的身體、心智、情
緒和精神彼此保持最佳互動狀態，各個脈輪也必須保持
平衡，因為每一個脈輪都會發送出適量的能量，讓你維
持在健康狀態。失衡的脈輪就是代表這個脈輪可能過度
活躍、或是不夠活躍、甚至受到阻塞。如果某個脈輪失
衡了，它所對應連結的身體、心智、情緒和精神層面便
會停止正常運作，結果就導致生理、心理、情緒或精神
方面出現症狀（比如感覺精神上不滿足或缺乏目標）。

　　這類症狀通常就是能量振動失衡的最早跡象。如果
這個失衡狀態持續下去，最後就會導致身體、心智、情

緒或精神層面出現「不適」（dis-ease，疾症）或不舒服，
我們通常會把這種狀態稱為「生病」（illness）。西方醫
學通常都將生病當作一種單純的物理現象，並採用物理
方式來減輕症狀，比如開藥或進行手術等。以這種方式
來對治症狀，或許可以令症狀減輕，然而卻完全沒有處
理到造成不適的能量癥結。

　　許多療癒傳統都認為，七大主要脈輪（major chakras）
是人體精微結構的一部分。這七大脈輪從你的尾椎骨開
始，沿著脊柱一路往上到達頭頂。不過，我們身上也還
有很多較小的次級脈輪（minor chakras，小脈輪），同樣
會影響我們的健康，根據某些說法，次級脈輪可能多達
一百多個！本書會把焦點放在七個大脈輪，但也會連帶
提到幾個較重要的小脈輪。

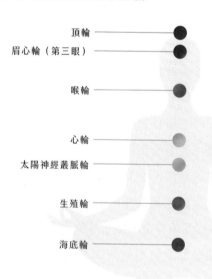

頂輪
眉心輪（第三眼）
喉輪
心輪
太陽神經叢脈輪
生殖輪
海底輪

脈輪療癒和你的至高利益

在討論能量療癒時，有一件事情非常重要，一定要提，那就是：「最大利益」這個概念在你人生各個層面（包括你的健康）所扮演的角色。**最大利益（greatest good）**和**最高福祉（highest good）**這兩個詞彙我經常交替使用，但我在療癒工作中常常會提到。

我相信，療癒是為了實現你的最大或最高福祉而存在的；也就是說，你之所以做療癒，是因為它有利於你在人生道路中去實現你為自己設定的最高目標。因為療癒必須為你的至高利益服務，所以了解療癒的真實含義非常重要。

很多人（我大膽猜測應該是大多數人）都認為，療癒意謂著症狀的消失和疾病的終結。我明白這種想法——這也是我願意做療癒的原因。然而，在某些情況下，症狀、疾症和疾病之所以存在，其實是為了達成你的最大利益。疾症可能會因各種原因出現在你的生命中，比如為了幫助你培養更多同理心，引導你走上某條生涯道路，或是把你放到某個位置上，讓你能夠去幫助別人。

因此，當你在思考什麼事情能為你帶來最大利益時，請一定要更深入地去了解療癒的定義。療癒可能包括、也可能不包括終止生病狀態，但它**一定**是意謂著你能從自己的症狀或疾病中蒐集到你需要的東西，讓你此生能夠活得完滿。從這個角度來看，療癒所要談的，就是一個靈魂如何以人類肉身經驗來實現他的全部潛能。

本書第二部就是要探討這七個主要脈輪。每一章會分別詳細敘述一個脈輪與你身體特定部位的關聯，以及它所對應的心理、情緒和精神面向。當這個脈輪失去平衡，你會看到它實際表現出來的失衡現象（症狀），包括在你身體特定部位或是心理、情緒或精神上出現的症狀（或各種組合症狀）。因此，當你充分認識每一個脈輪，以及它最有可能連帶影響的身體、心智、精神面向後，你就能根據你所出現的症狀或疾病來判斷是哪一個脈輪失衡了。

聽起來好像很複雜，其實不會。個別脈輪失衡而出現的關聯症狀和疾病都明顯不同，因此很容易辨識。當你把每一個脈輪章節全部讀過一遍，你就能辨識出以前你經歷過的那些問題，它的能量癥結在哪裡。還有，你也會學到如何使用特定工具重新平衡每一個脈輪，趁那些症狀在你體內沉積、變成實際外顯的疾症之前，藉由這些嶄新又有力的方法來處理症狀。

最佳平衡狀態

當你感覺健康狀態非常好，那代表你的身體、心智、情緒和精神各方面功能運作都是處於最佳狀態。你身上的每一個脈輪都能適時提供和接收它需要的能量，脈輪與脈輪之間相互維持平衡，表現於外，就是一個充滿活力又健康幸福的人。在這種時刻，你的生活順暢如意，

感覺舒適快樂，努力朝自己的人生目標前進。

　　脈輪平衡需要符合以下全部條件：

◆ 每一個脈輪都敞開、正常旋轉、振動，而且允許能量以適當的方式通過。

◆ 每一個脈輪都發送出適量的能量。

◆ 每一個脈輪都接收到適量的能量。

◆ 能量在各個脈輪之間自由無拘地流動。

◆ 能量在所有脈輪、你的身體、以及宇宙之間自由進出不受限制。

◆ 每一個脈輪相互諧頻合作；也就是說，沒有任何一個脈輪比其他脈輪表現得更強或是更弱。

　　想要擁有健康和幸福，保持脈輪平衡很重要。如何促進脈輪平衡？以下是你可以做的事：

身體層面

　　以下這些身體習慣可以幫助你維持脈輪諧頻與平衡：

◆ 食物方面，選擇符合你道德準則、而且儘可能保有食物原始狀態的最低限度加工食品。

◆ 從事一項能讓你保持身體健康的運動，但不要過度虐待或操練你的身體（換句話說，不要被「**沒有痛苦就沒有收穫**」這句話受限，要傾聽你的身體，從事讓你感覺開心舒適的運動）。

◆ 充足的睡眠，需要休息的時候一定要讓自己休息。

心智與情緒層面

　　保有健康的心智和情緒對於平衡你的脈輪也很重要。以下是你可以做的事：

◆ 養成感恩和樂觀的習慣。

◆ 與人交往時要誠懇且懷著慈悲之心；說出你的真心話。

◆ 為自己設定適當的人際界限。

◆ 培養相互滋養、有益的人際關係，遠離對你有毒或有害的人。

◆ 練習寬恕。

◆ 如果你心裡有化不開的情緒問題，請讓專業人士來幫忙你解決那些問題。（請參閱第 210 頁〈相關資源〉）

◆ 參加可以激發你的心智思維、讓你保持對生命的動力和興趣的活動。

精神層面

　　維持脈輪平衡也跟培養健康的精神生活有關。以下這些活動都對你的精神生活有益：

◆ 從事對你有支持作用的日常練習，例如冥想、瑜伽、武術，或是能讓自己活在當下的活動。

◆ 從事符合你道德與靈性準則的有意義工作（有無酬勞均包括在內）。

◆ 追求靈性生活，例如冥想或可讓自己活在當下的活動。

失衡狀態

很多人在人生中多少都經歷過脈輪協調平衡的時刻。但生命中的一切都很短暫，就算你非常積極、努力維持脈輪健康，它們還是很容易失衡。每天生活中都會經歷一些事情，導致我們脈輪失調，而不平衡的脈輪會引發症狀或不適。兩者是相互關聯的。

舉個例子，假設你目前處在脈輪非常平衡、健康非常良好的狀態，但後來你的父母親去世了。你陷入傷痛之中，開始要去處理親人離世而產生的各種情緒和精神上的問題，這些經驗都會導致你的脈輪能量失去平衡。或者，也有可能因為童年創傷造成的情緒心結沒有解開，導致能量失衡。諸如此類的情緒振動，都會影響脈輪的平衡，若是長期處於失衡狀態，最後就會出現症狀和不適。

為什麼會這樣？或許你覺得不太合理，但這些失衡狀態之所以發生，其實是為了讓你得到最大利益。一個靈魂進入到人類的肉身軀體之中，乃是為了成長、學習、移動、改變、體驗，以及適應身為人類的挑戰。所謂人類的肉身生命，無非就是充滿二元對立以及連續不斷發生的經驗。沒有經歷艱辛時刻，平順快樂時光就少了那麼一點甜美的滋味。如果脈輪從來都乖乖運作不失衡，你可能就會錯過許多成長機會，無法將你的生命發揮到極致。

脈輪失衡的徵兆

　　你經歷的每一項困難挑戰都是成長的機會，而且宇宙提供給你很多這樣的機會。如果出現以下這些跡象，代表你的脈輪已經失去平衡：

◆ 身體和情緒上的痛苦

◆ 心理上的障礙

◆ 精神空虛

◆ 意外事故，例如絆倒和跌倒、或是經常丟失物品

◆ 人際相處出現困難

◆ 工作上出現困難

◆ 各種匱乏狀態

◆ 心理或生理上的疾病

◆ 外傷

◆ 存在危機；「靈魂的暗夜」

◆ 自我懷疑和喪失自信和自尊

◆ 控制慾

◆ 藥物濫用或其他麻痺行為

◆ 做惡夢和睡不好

◆ 整體健康狀況下降

脈輪失衡的可能原因

　　造成脈輪失衡的可能原因包括：

◆ 童年創傷沒有解決

◆ 憤怒沒有化解

◆ 無法原諒別人

◆ 無法從負面消極的狀態中走出來

◆ 留在對你無益的工作或生活環境中

◆ 負向思考

◆ 有害的人際關係

◆ 對內在自我的某個面向過度鑽牛角尖

◆ 生活各方面都停滯不前

◆ 凡事都要在自己的掌控之中

◆ 過度自我

◆ 自尊心低落

◆ 失去一段感情（失戀）

◆ 摯愛的人離世

◆ 意外事故或外傷

◆ 營養不良和缺乏運動

脈輪療癒

　　脈輪失衡或失調的機會真的很高，那我們該如何讓脈輪重新回到正常運作狀態，讓自己擁有健康幸福的生活呢？

　　能量療癒是其中一解，它是這幅拼圖當中非常大的一塊。當然，如果你也同時處理導致脈輪能量失衡的其他問題，比如營養不良、缺乏運動，以及未解決的心理、

精神和情緒問題（例如心神渙散、長時間抑鬱悲傷、或經常性的情緒波動等），那麼療癒會變得更有效。不過，通常透過能量治療就能讓你用比較輕鬆的心情去面對這些問題，就算問題尚未化解，你也會感覺比較放心，或是改變生活方式讓自己朝著健康的狀態前進。

因此，能夠帶來改變、平衡和療癒的最重要因素就是你的「**意圖**」——你想要讓這些事情在你生命中發生。但在升起療癒意圖之前，你必須先承認你需要做這件事。這是脈輪療癒最重要的第一步；如果沒有先升起這樣的自覺，你還是會在療癒路途上卡關。

我現在有資格談論這件事，是因為我人生中遇過非常多次這樣的關卡——不是一次而已，是**非常多次**。對大多數人（包括我自己）來說，這種自覺經常起伏不定、時有時無，就在你認為自己已經解決了所有可能解決的問題時，突然又發現還有另一層的黯淡晦澀需要拋光，不這樣做，就無法顯露出最明亮的自我。畢竟，那就是身而為人該做的事。

當你承認自己需要改變，而且明確升起想要這樣做的意圖，能量治療就會是一種非常棒的選擇。能量治療的方法非常多樣，其中有些你可能已經很熟悉了，這些方法全部都可以用來幫我們啟動脈輪療癒。

◆ 正念冥想、觀想（視覺化）、正向肯定語、祈禱、咒語、梵唱，以及其他可以鍛鍊你活在當下、讓你清楚設定意圖的方法，一方面可提升你的自覺，同時也是能量

調頻的有效方法。

◆ 芳香療法是使用植物精油的振動能量。植物氣味的頻率可以幫助我們調整和平衡脈輪能量。

◆ 色彩、光線和聲音療法也是利用振動頻率的屬性來工作，有助於創造能量平衡。

◆ 太極拳、氣功和瑜伽等這類身體動作訓練，則是藉由身體姿勢來平衡能量。

◆ 以雙手來進行的療癒技術，比如靈氣療法（reiki），也可以改變我們的能量振動頻率。

　　水晶是最容易在家中使用的能量治療工具。每一種水晶都有其特定的振動頻率，分別對應不同的脈輪，因此可用來解決個別脈輪的失衡問題。下一章，我們就要來認識這些來自大地的禮物，了解它們各自擁有什麼樣的療癒屬性（properties）。

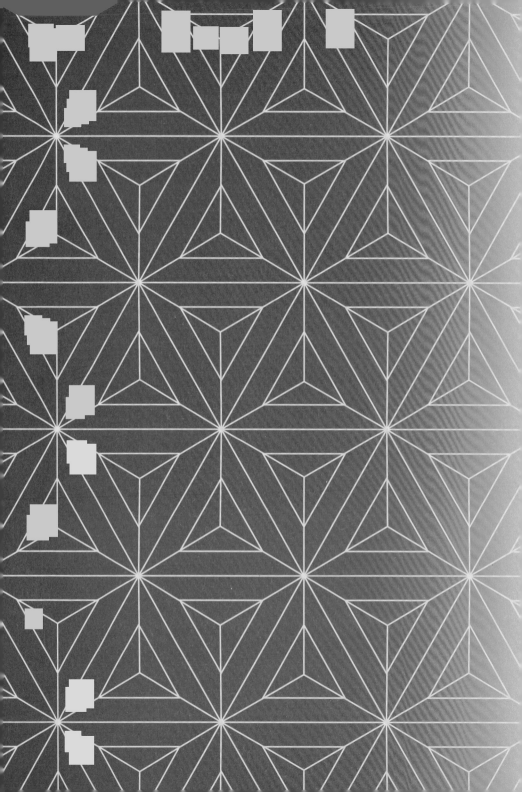

CHAPTER 2
療癒功能水晶

水晶並非只是單純的石頭岩塊。它們是地球為了幫助我們療癒自我而寫給我們的情書。我開始使用水晶，是因為多年前一次深刻的療癒經驗。偶然機緣下我拜訪了一位水晶治療師（當時我以為她是藥草巫醫），她在我脖子上放了一塊水晶，緩解了我幾個月來的嚴重喉嚨痛。我不知道為什麼在喉嚨上放一塊石頭就能緩解症狀，但事情就是這樣發生了。那次經驗後，我花了好幾年時間鑽研水晶的療癒屬性，最後因此走上能量治療師之路。從那時起，教導別人如何利用水晶來療癒身心靈，便成為我此生的使命。

在這一章，你會對水晶有一個粗淺的認識，隨後我們會逐一探討每一個脈輪，你就會更清楚了解，為什麼水晶可以成為我們個人在療癒路程上的有效工具。

水晶入門

晶體是一種固態物質，有些是天然生長的，有些是實驗室製造出來的，它的內部是高度有序且重複排列的結構，我們稱之為「**晶格**」（crystalline lattices）。晶格本質上是一種非常細小精微的網格（grid），網格的形狀則是來自該晶體的化學分子排列。分子彼此之間發生化學鍵合，就形成晶格，無數晶格堆疊起來就形成我們看到的晶體。大多數具有療癒作用的水晶，都是屬於礦物或內部具有晶格結構的礦物組合。

試著不要講得太科學：不同類型的化學鍵（chemical bonds）會形成不同的晶格結構。化學鍵有很多類型，包括：金屬鍵（鉍、銅）、離子鍵（岩鹽／鹽晶）、共價鍵（鑽石、石英）和分子鍵（乾冰）。具有療癒作用的水晶，並非全部都具有這些類型的化學鍵。有些結構更為複雜的天然形成物質，比如琥珀（樹脂化石）和黑曜石（火山熔岩形成的天然玻璃），兩者都是具有療癒特性的水晶，但它們內部並沒有晶格結構。

因此就使用目的來看，可以說療癒功能水晶（healing crystals）就是天然生成或在實驗室製造出來的岩塊，而這類岩塊本身的振動帶有療癒屬性。其中大部分是屬於礦物或礦物組合，晶體內部是有序排列的立體結構；另一些則是沒有晶格結構的非晶體（amorphous substances），它們所提供的療癒能量是來自其他屬性，比如顏色或生成方式。

基礎水晶術語

　　水晶有各式各樣顏色、各種不同大小和形狀。所有水晶都帶有療癒能量，無論它們的來源是什麼，因為療癒能量是來自水晶的結構和顏色。接下來你會看到人們使用各種術語來描述水晶，因此先了解一些常用術語對你會有幫助。

天然
NATURAL

　　天然水晶的外觀形態跟它們從土裡剛被挖出來時幾乎一模一樣。有些是從岩石礦層開鑿出來，有些則是用採集的方式取得（比如從洞穴、海灘或河床），除了在清潔時可能會裂成碎片之外，幾乎不太會去破壞它。天然水晶是在地殼內部經過數百萬年才形成的礦物。

熱處理
HEAT-TREATED

　　有些天然水晶會用熱處理的方式來改變顏色，或是讓顏色變深。例如黃水晶（citrine），其實就是黃色的石英晶體，它是天然生成的，但你也會經常在市面上看到，有些是將紫水晶或煙晶（均為石英晶體）以高溫的熱處理來改變它的顏色，製造出黃水晶。其他常見的熱處理水晶還有坦桑石（tanzanite，或譯丹泉石）和拓帕石（topaz）。

實驗室製造、實驗室培育、合成、或人造
LAB-CREATED, LAB-GROWN, SYNTHETIC, OR MAN-MADE

實驗室製造的水晶與天然水晶的化學成分完全相同，差別在於它們完全是在實驗室中培育生長的。雖然這些水晶不算天然礦石，但它們一樣是真水晶。關於合成水晶，有一件事很有趣，值得一提：實驗室可以製造出大自然中完全沒有的寶石。例如方晶鋯石（cubic zirconia）就是一種完全由人工製造出來的水晶，自然界當中並沒有跟它同類的東西。

加工處理的水晶
TREATED CRYSTALS

除了熱處理，也有人會在天然或合成水晶表面漆上塗層，通常是為了讓外觀看起來更美麗。例如神祕拓帕石（mystic topaz），就是一種經過鈦塗層處理的水晶。

仿真寶石
SIMULATED GEMSTONES

用其他材質製作，外觀看起來跟真的寶石很像，市面上有很多這類珠寶、仿真水晶或仿真寶石。比如「仿真紅寶石」可能是紅色玻璃做出來的。

水晶礦石的療癒力量

　　許多文化傳統均已將水晶納作改變人體振動頻率的工具之一。你會從一些早期的文獻資料上看到，大約在西元前 4500 年，蘇美人就已經開始用水晶作為施作法術的工具。不過，最早提到以水晶作為療癒工具的，是肥沃月彎一帶的古文明。根據文獻紀錄，大概可追溯到西元前 400 年，當時的醫者與哲人就已開始描述他們所發現和開採到的晶礦寶石屬性，包括如何治病、如何避邪護身，以及形上學能量屬性等等。

　　綜觀人類歷史，許多文化傳統中，水晶礦石在治病與調節能量這部分一直扮演著非常重要的角色。例如，根據中國的「風水」概念，水晶代表「土」元素，能夠影響它所在空間當中「氣」的聚集和移動；古希臘人會用紫水晶來防止酒醉；美國印第安納瓦荷族則將綠松石當作一種幸運石。

　　不過，西方世界開始普遍使用水晶，應是在 20 世紀下半葉的新時代運動（New Age movement）興起之後，療癒水晶的概念才開始進入普羅大眾的意識當中。拜新時代運動之賜，許多傳統靈修方法，包括像是異教主義（paganism，譯注：指非基督教信仰）、占星學、諾斯替主義（Gnosticism，或譯諾斯底主義）、神智學（Theosophy）等，開始以一種平易近人的大眾化形式走到台前，成為世人的目光焦點，為傳統靈修實踐開創出一條現代道路，並

一直延續至今。

現在，療癒水晶可說已經成為主流。你會發現，療癒水晶的使用非常普遍，幾乎橫跨各種宗教與靈性傳統，大多數能量療法也幾乎都會用到水晶。雖然西方主流醫學依然認為水晶治療是一種「偽科學」，但是，許多實務工作者和尋求療癒的當事人均可證明，水晶療癒確實是一項相當強大而且有效的能量治療方式。

水晶的療癒原理

在搭配其他醫療處置（比如藥物和心理健康照護）這方面，水晶堪稱是極為出色的一種輔助治療工具。如果將水晶拿來跟其他較為傳統的養生療法一起使用，它本身就是這些療法的一部分，有助於提升療效。

各種療癒水晶的顏色、形狀、及晶體結構不同，導致每一種水晶的振動頻率也都不一樣。當我們對水晶施加機械性壓力，它就會產生可測量的電荷，這種特性稱為「**壓電性**」（piezoelectricity）。石英（quartz）就是屬於這種壓電性晶體，當它受到擠壓或撞擊時，晶體內部能量就會以電荷的形式釋放出來。這就是為什麼時鐘和電路等機械與電子設備經常會用到石英。

雖然壓電性可以證明晶體本身帶有能量，但未必能解釋它的療癒力究竟是如何運作的。要解答這個問題，我們就得回到 17 世紀，當時有一位名叫克里斯提安·惠更斯（Christiaan Huygens）的荷蘭數學家，他發現了一

種叫作「**挾持效應**」（entrainment）的物理原理。惠更斯的牆上併排掛著兩個鐘擺時鐘。一開始，兩個鐘擺以不同速率和頻率擺動，但是惠更斯發現，兩副鐘擺的擺動速度和頻率慢慢開始接近，最後甚至變成「同步」（lock into phase），一起同頻擺動。

挾持效應是一種可重複印證的科學現象，這個概念為各種形式的能量療法帶來了深遠影響，水晶治療就是其中之一——水晶礦石的療癒原理就是來自這種挾持效應。如果你把一顆帶有某個振動頻率的晶體，放在不同

接地、穩定和平衡

在本書第二部的水晶簡介當中，你會經常看到這幾種能量屬性的描述。這三種屬性看起來好像很相似，但在精微結構上還是有所區別：

◆ **接地（Grounding）**：在與大地連接的能量治療中具有非常特殊的意義。

◆ **穩定（Stabilizing）**：是指可在兩種不同振動頻率之間快速移動的穩定能量。

◆ **平衡（Balancing）**：有助於增強不夠活躍的能量，或是調節過度活躍的能量。

振動頻率的人體旁邊，它們兩者就會開始逐漸同步，最後在同一個共振頻率上相會。藉由這種振動頻率的改變原理，一個能量失衡的人，就可以透過適當的處置，讓他的振動頻率和能量重新恢復平衡。不僅是針對人，水晶對於動物、植物、或其他能量失衡的有機體，全都有效。

脈輪療癒水晶

水晶在脈輪療癒上非常有效，是因為它們的振動頻率能夠對應到特定脈輪的最佳振動頻率範圍。每一個脈輪的頻率都各自對應特定顏色，如下文所示，單位是赫茲（Hz）：

◆ 海底輪（紅色）：430-479

◆ 生殖輪（橘色）：480-509

◆ 太陽神經叢脈輪（黃色）：510-539

◆ 心輪（綠色）：540-624

◆ 喉輪（藍色）：625-674

◆ 眉心輪（紫色）：675-749

◆ 頂輪（白色）：750-780

平衡脈輪振動頻率最有效的水晶，就是它的振動頻率剛好落在上述範圍內。

請記得，脈輪失去平衡有三種情況：振動頻率過高（脈輪過度活躍）、振動頻率過低（脈輪不夠活躍）、

或是完全停止振動（脈輪阻塞）。如果我們使用某種水晶，它的振動頻率剛好落在該脈輪的頻率範圍內，就可以藉由之前提過的挾持效應來改變該脈輪的振動頻率。水晶和脈輪之間的這種挾持效應具有調整作用，可使脈輪回復到它的最佳振動頻率。

為什麼水晶和脈輪可以放在一起工作，這就是它背後的基本原理。不過，由於你可能不知道某種水晶的確切振動頻率，因此對於該使用哪一種水晶可能會覺得很麻煩。幸運的是，即使你不清楚某種水晶的頻率，只要運用一些簡單的提示和技巧，就能選到適合的水晶。基於這個原因，我會提供你一些簡單又萬無一失的建議，讓你在選擇脈輪平衡水晶時能夠立即上手。在本書第二部分，我會在各個脈輪章節當中提供更多資訊，也會介紹該脈輪適合使用的特定水晶。

購買整套脈輪礦石

有些商家會販賣一整組配好的脈輪礦石，並附上簡單說明書，告訴你哪一顆礦石用在哪一個脈輪上。對於剛入門的新手來說，這是可以立即開始使用脈輪平衡水晶的好方法。但其實你不需要購買商家選好的這種套組；你可以自己收集。只要到專門販賣水晶的商店，選購幾種常用的小顆水晶，你馬上就可以擁有自己的收藏。由於目前水晶流通市場尚未受到嚴格規範管制，因此我們很難知道某些水晶的來源產地是否有道德上的問題。你

唯一能做的事情就是詢問商家，但其實很多商家也未必知道，因為他們也沒有問過上游供應商。總之，就是盡可能多做詢問，以確保你購買的水晶來源是合乎道德的。第 210 頁〈相關資源〉會列出一些購買資訊，告訴你可以在哪些網路商店上買到符合道德規範的水晶。

脈輪與水晶顏色的對應

如果你喜歡凡事親力親為，那不妨幫自己選購一套你個人專屬的脈輪水晶套組。只要選擇吸引你的石頭就可以了，但要確定你選擇的那顆水晶的顏色能夠對應你希望處理的脈輪。就是這麼簡單。以下就是每一個脈輪與水晶顏色的對應：

◆ 海底輪：紅色或黑色

◆ 生殖輪：橘色或棕色

◆ 太陽神經叢脈輪：黃色或金色

◆ 心輪：綠色或粉色

◆ 喉輪：藍色或靛藍色

◆ 眉心輪：藍紫色或紫色

◆ 頂輪：白色或透明無色

水晶有了，接下來呢？

現在水晶收集到了，那該如何使用這些水晶呢？這裡我會盡量講得簡單一點，讓你可以立即上手，之後會在各個脈輪章節中提出更深入、具體的使用方法。這裡

列出的任何一種技巧，可用在單一脈輪上，也可以同時針對多個脈輪。

將水晶佩戴在脈輪附近

使用脈輪水晶的最簡單方法之一，就是直接把水晶佩戴在身上。你無需整天戴著，就算每天只戴 10 到 20 分鐘也會有療癒效果。直接將水晶佩戴在你想要處理的脈輪部位附近就可以了：

◆ 海底輪：褲袋、腰帶上
◆ 生殖輪：褲袋、腰鍊、臍環、手鍊、戒指
◆ 太陽神經叢脈輪：襯衫口袋、放在胸罩裡、佩戴長項鍊
◆ 心輪：襯衫口袋、中長項鍊、放在胸罩裡
◆ 喉輪：短項鍊、耳環
◆ 眉心輪：耳環、髮夾、皇冠頭飾（別笑，我有一頂）
◆ 頂輪：髮夾、耳環、帽子、頭帶

仰臥並將水晶放在你的脈輪部位

這是使用水晶的另一種簡單方法。將海底輪水晶放在地板、墊子或床鋪上，讓它跟你的腳底接觸。將頂輪水晶放在地板、墊子或床鋪上，讓它接觸你的頭頂。其他脈輪的水晶則直接放在身上的脈輪部位。

使用療癒水晶前的準備工作

　　水晶不僅會影響它周圍之物的振動頻率，也會吸收它們的振動。挾持效應是雙向的；你的水晶也會被你的能量振動影響，就像你會受到它們的振動影響一樣。

　　新購入的水晶，一定要先讓它們回復到原本的振動頻率，這樣你在使用時，它才會以最佳頻率狀態來幫你達成你要的結果，同時也避免無意中吸收到其他人的能量。

　　好在，這些事前準備工作相當容易。只要你拿到一塊新的水晶，都要先做這件事。

淨化你的水晶

　　每次我收到任何物件（包括水晶），我的第一個動作就是進行淨化。無論是我自己從戶外找到的礦石、在水晶店購買的水晶、別人送我的寶石、或是我在網路商店買到的水晶，只要拿到手，我一定先做這件事。淨化水晶有幾種簡單的方法：

◆ 以薰香做煙燻，讓水晶置於煙霧中大約 10 秒鐘，轉動水晶，讓煙霧可以燻到水晶的每一面。

◆ 將水晶放在月光下，靜置一整夜。

◆ 白天放在陽光下，接受日照。

◆ 把水晶放在頌缽裡面，然後敲擊頌缽。

◆ 將水晶跟透石膏放在同一個袋子或盒子裡，至少一個小時，也能達到淨化效果。

跟你的水晶建立關係

接下來，要習慣你的水晶的振動，同時也讓它適應你的振動。一個方法是，把一塊剛淨化過的水晶放在口袋裡一整天。你也可以在工作時將它放在桌上，跟它共處幾個小時，或是當你坐下來看書或看電視時把它握在手中。等到這顆水晶的能量讓你覺得很自在、很舒服，就用前面提到的方法再做一次淨化，然後換另外一顆脈輪水晶。

啟動你的水晶

完成上述兩個步驟後，你就能自由使用這些脈輪水晶了。不過，也有人喜歡再多做一個步驟：為水晶做特定意圖的編碼（program）。由於你是想要將水晶用在特定脈輪上，因此需要設定與這個脈輪相關的意圖。舉例來說，如果你要針對海底輪來工作，你的意圖可能會是讓自己更加接地扎根、有安全感或安心感。如果這顆水晶是要用在眉心輪上，那你的目的可能是為了得到更多靈性上的指引，或是希望藉由提升靈通力來得到洞見。為水晶設定意圖的操作步驟如下：

◆ 確定你的意圖，然後將這個意圖寫成一句正向肯定語（affirmation），例如：「我現在感覺穩固扎根」或「我感覺很安全而且很安心」。

◆ 將水晶握在你的慣用手上。閉上眼睛，複誦這句肯定語，將這句肯定語的能量沿著你的手臂傳送給這顆水晶。進行的時間長短，你可自行決定。

設定意圖

設定意圖（setting intentions）可以提升你的療癒成效，只要你的意圖是帶有建設性的。「意圖」是把你的決定用一句話陳述出來，藉由這句話來創造你想實際經驗的環境。比如，你想為自己設定更明確的人際界限、你想變得更富有、或是你希望說出內心真實想法等。

將一種意圖與一個脈輪對應起來（詳見本書第二部），這樣你就可以將你的意圖運用在脈輪療癒工作中。

設定意圖的方法如下：

1. 決定一種選擇。你希望你在生活中做到什麼事情，比如你希望說出自己真實的想法。

2. 一邊思考這個意圖，一邊觀想它背後的情緒感受。當你說出自己真實想法，你會有什麼樣的感受或體驗？你會覺得自己是真誠的人？有慈悲心？覺得自由無顧忌？

3. 當你清楚知道自己希望有什麼樣的感受或經驗之後，把你的意圖寫成一句正向的肯定句，或是一句表達感謝的話語。例如：「我感覺自己更真誠也更快樂，因為我能帶著慈悲心、自由地說出我的真實想法，為此我覺得感謝。」

確立意圖之後，你就可以開始將它運用在療癒工作上。例如，說出自己真實想法與喉輪有關，所以當你進行喉輪療癒時，你就可以不斷複述這個意圖，把它當作一句咒語、真言，或是觀想自己實際就是這個狀態。

要讓你的意圖範圍很寬廣，而且聚焦在你想要經歷什麼樣的感受，而不是你要做什麼事情來達成這個意圖。如果你的焦點是放在如何達成這個意圖，而不是最後的結果感受，那你可能會不小心限制了宇宙想要傳送給你的好方法。

照顧你的水晶

水晶在地球已經存在數百萬年；它們是非常耐用的物品。但若要使它們保持最佳狀態，有幾項基本動作一定要做到。

定期淨化水晶

我建議至少每個月為你的水晶做一次淨化；而且建議在每個月的滿月時進行。我喜歡用滿月作為水晶淨化時間的原因有兩個：第一，就像你會在每年調整夏令時間（日光節約時間）的這天同時更換煙霧警報器的電池一樣，這是一個簡單的記憶方法，這樣它就自然而然成為一種習慣。其次，如果在滿月時做淨化，那你就可以直接使用大自然幫你準備的天然淨化器（月光）。

如果是經常使用的水晶，由於工作量大，應該更常做淨化。

◆ 身上佩戴的水晶，一個禮拜做一次淨化（我固定在每個禮拜天早上做）。

◆ 每天使用的水晶，每個禮拜做一次淨化。

◆ 如果你最近在身體、情緒或精神上有出現特別緊繃的情形，請每天淨化你的水晶。

◆ 發生不好的事情之後，比如親人離世、生病、與配偶吵架等，也要淨化你的水晶。

◆ 當你準備為水晶設定新的意圖時，先為那個要編碼的

水晶做淨化。

細心收存和對待你的水晶

有些水晶的質地比其他水晶軟，比較容易刮傷或碎裂。因此，最好把暫時用不到的水晶小心地包起來，或是放在有隔板的盒子裡單獨存放，這樣才不會跟其他質地較硬的水晶碰撞在一起，導致碎裂。

佩戴在身上的水晶如果弄溼了，通常不會有什麼問題，但是肥皂、氯、乳液和其他產品可能會腐蝕或損壞你的水晶。因此，我建議洗澡、洗碗、淋浴、洗手、擦乳液之前先將水晶取下，放在安全的地方。

有些水晶泡在水中沒有問題；但有些水晶，比如岩鹽（就是鹽）或石膏，如果弄溼了就會溶解或損壞。因此，要將一顆水晶浸泡在水裡之前，請先確定你了解它的屬性。清潔水晶時，千萬不要使用化學藥品、超音波清洗機、或是純水以外的任何東西，我建議直接用軟布擦拭即可。

謹慎使用帶有毒性的水晶

有些水晶含有硫、鍶、汞或石棉等有毒物質。因此，每次使用這類水晶之後一定要洗手，而且要放在兒童或寵物摸不到的地方。勿將這類水晶直接放入水中做成飲用或泡澡用的能量水。你可以使用有隔層的水晶能量水瓶（請參閱第 210 頁〈相關資源〉），或將水注入玻璃容器中，

然後在容器外圍放置水晶，讓水晶跟容器接觸。

　　要好好照顧你的水晶，就像你的水晶照顧你一樣。如果照顧得當，你的水晶會比你更長壽，繼續為你的下一代提供能量療癒的服務。

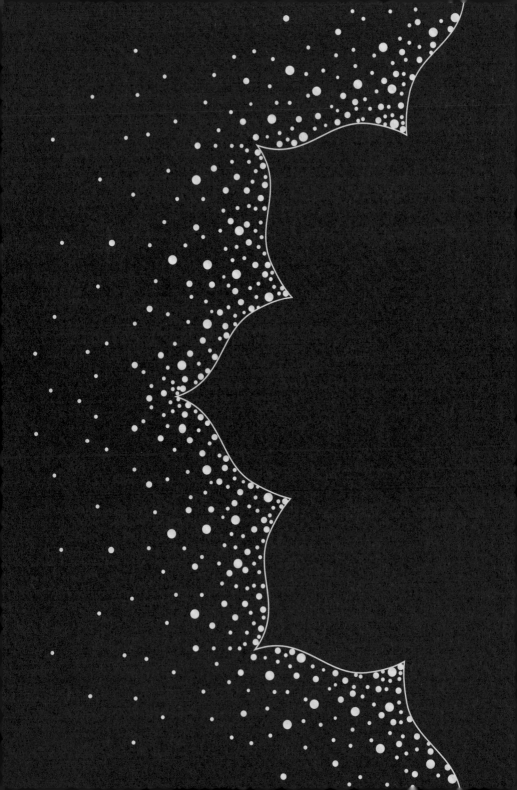

PART

TWO

脈輪療癒

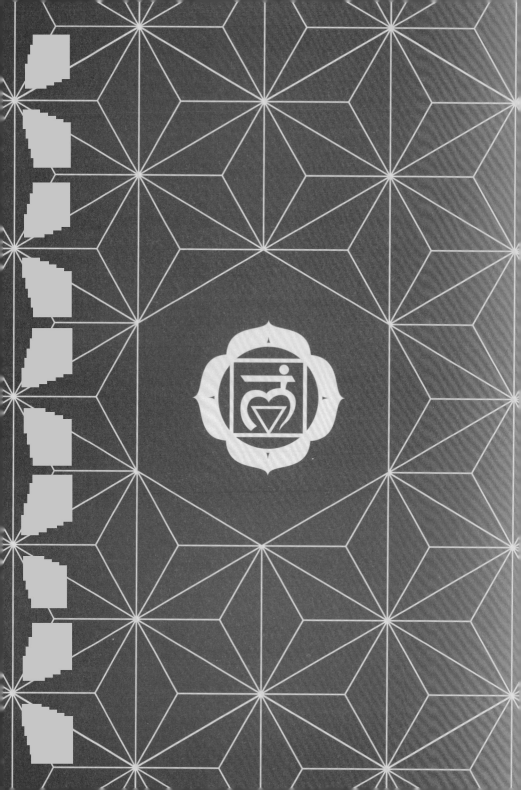

CHAPTER 3
海底輪
THE ROOT CHAKRA

海底輪是你的基礎能量中心。它就像一座基石,將你的靈魂能量與地球和你的有形肉體相連結。

人們經常低估海底輪的重要性,甚或完全忽視它。許多致力追求靈性道路的人特別容易有這種情形;他們視海底輪為理所當然的存在,不是忽略它的價值,就是認為它沒有比其他上層脈輪(比如眉心輪或頂輪)來得重要,因為上層脈輪可連結較高的意識層次。然而,海底輪失衡卻會對我們的身體、心理、情緒和精神產生非常深層的影響。

在這一章,你將深入了解你的海底輪。你會學習到什麼是海底輪、它的所在位置,以及它是如何在物質肉身的你、地球和本源能量之間安置能量,成為連結基石。然後你會了解到,海底輪失衡可能會帶來什麼影響,還有如何運用十種海底輪水晶來幫助這個脈輪保持平衡、維持最佳的振動頻率。

認識海底輪

海底輪位於脊柱底部，也稱為「根脈輪」或「第一脈輪」，梵語是「**Muladhara**」（**木拉陀羅**）。它的相應咒語是「我信任」（I trust），符號是一朵紅色的四瓣蓮花。

海底輪提供我們生理、心理、情緒和精神上的支持，為我們這個有形生命的每一個面向提供穩定的能量基礎。

海底輪的主要功能是「接地」。它將你這個生命存在的精神面向（你的靈魂〔soul〕、本源能量〔Source energy〕或生命力能量〔life force energy〕）與有形大地、物質世界、以及你的人類經驗全部聯繫起來。除此之外，你的海底輪還做了這些事情：

◆ 讓你能夠堅定地站穩自己的立場
◆ 為你全身的能量系統提供支持力量
◆ 提升你的安全感
◆ 提升你的信賴感
◆ 提供穩定感
◆ 幫你保持冷靜鎮定
◆ 在你靈魂轉生時提供一個能量充沛的「本居地」

你的海底輪也跟你的物質肉身有關聯，若這些地方的能量失衡，會導致特定身體部位出現某些症狀。這些部位包括：

- 下肢：腳趾、腳背、腳跟、腳踝、小腿、脛部、膝蓋、
  大腿和臀部
- 尾骨（尾椎）
- 骶骨（腰椎最下面三節）
- 腎上腺
- 骨盆／骨盆底
- 坐骨神經
- 腸道／直腸
- 前列腺
- 骨頭／骨骼系統（包括牙齒）
- 免疫系統

平衡的海底輪

　　當你的海底輪平衡，你會覺得很有安全感、很安心，而且跟你生活中的一切緊密相連。你會以平靜和輕鬆的態度去過生活。情緒的轉換也相當和緩；你會以健康平衡的方式來回應情緒上的刺激，不會過度反應、也不會壓抑。情緒低落時，你會允許自己表現出來，而且全然地去感受它，由於你能允許自己表現出來，因此它們可以順利穿過你而不會半途卡住。也就是説，你不會陷溺在強烈的情緒當中。

　　海底輪平衡的人，他們的心理健康狀態是穩定的。雖然也跟所有人一樣會有擔憂或情緒上的反應，但這些反應只會短暫地影響日常生活，不會是長期存在的極端

反應。你可能也會經歷較長時間的悲傷或擔憂，但你很容易就能走出來，而且擁有強大的應對機制。

如果你察覺你的人身安全受到威脅，你的「戰鬥、逃跑或凍結」反應就會啟動，並允許你採取適當的應對行為；當你感知危險已經過去，你就會回到生命的自然流動狀態，不會持續感到恐懼或不安。當你為自己的人身安全採取必要的防範措施時，你也不會反應過度。當你覺得自己是安全的，你仍然會保持警覺而且做好準備，需要時可立即做出回應，但不會像海底輪失衡的人那樣過度警戒。

在身體層面，你的下肢提供支撐，並讓你能夠跟地球的俗世生活保持連結。你可以自由移動，不致受到任何過度限制或疼痛的影響。而且你擁有健康的免疫反應；就像你會對危險做出適當反應，你的免疫系統也會對來自病毒或細菌等病原體的威脅做出相同行為。你能很容易從疾病中復元，因為你的免疫系統會以適當的免疫反應來擊退外來入侵者，然後恢復正常功能。換句話說，如果你接觸到病毒或細菌，你可能會發燒或嘔吐，但這些反應是為了消除外來威脅，讓你恢復健康。

失衡的海底輪

如果你的海底輪不平衡，你可能會覺得整個人飄飄的、沒有踏實感。就像先前我有提到自己海底輪失衡的狀況，你可能會覺得自己好像跟你的身體脫節了、斷開

了，或是你覺得你好像沒有住在自己的身體裡面。舉個較為極端的例子：有些人可能因為遭受虐待或患有嚴重疾病，導致他們會在精神和情緒上跟他們的身體分離，以使自己感覺不到痛苦。

因創傷而引起的過度警戒、極度恐懼和偏執，都會影響海底輪的平衡。海底輪失衡的人可能會覺得內心沒有安全感、沒有保障。比如有一些極端的「末日準備者」（prepping），他們會擔心世界末日或社會崩解，因此蓋了很多碉堡和武器倉庫等，這樣的人可能都有海底輪失衡的情形。

海底輪失去平衡可能讓你陷入戰鬥、逃跑或凍結反應，這是動物特有的反應，包括人類。它可能會導致你長期處在需要應付危險的身體和情緒反應中（比如過度警戒），或是你可能會對危險變得麻木不仁，以致根本無法做出反應。如果這些都是來自對創傷的反應，它們就會影響海底輪，造成它失去平衡。

在身體層面，海底輪失衡可能會引起免疫系統疾病（包括免疫抑制和自體免疫疾病）、骨骼問題、骶骨和尾骨疾病，以及下腹、腿部、雙腳、臀部、骨盆和膝蓋的功能障礙。前列腺問題也與海底輪失衡有關，骨盆底問題和腸道疾病也是。

次級脈輪：骨盆脈輪

◇◇

　　骨盆脈輪（pelvic chakras）是位於骨盆底（pelvic floor）的兩個次級脈輪，在海底輪兩側左右等距、與海底輪平行等高的地方。當你針對海底輪做療癒時，也同時可為這兩個對稱的小脈輪帶來平衡。跟海底輪一樣，骨盆脈輪也像兩個不斷旋轉的紅色輪子。

　　骨盆脈輪與控制、自信有關。有些人容易缺乏自信，要不然就是過度自信，或是會過度控制他人，要不然就是反過來，讓別人完全控制自己的生活，這樣的人可能都會有骨盆脈輪失衡的情形。還有，膀胱控制力較弱以及有前列腺問題的人，也可能需要特別注意他們的骨盆脈輪。

　　瑜伽的平衡姿勢，例如樹式或船式，有助於重新平衡骨盆脈輪，也可同時平衡我們的海底輪。有些針對骨盆底肌肉的鍛鍊，比如凱格爾運動（Kegels），也有助於重新平衡骨盆脈輪，同時強化海底輪。深度骨盆腔呼吸運動也非常有效。方法步驟如下：

1. 以盤腿姿勢（蓮花坐姿）坐在地板上，如果盤腿有困難，那就採舒適的坐姿，讓你的坐骨以最適合你的方式跟地板扎實接觸。
2. 閉上眼睛，深呼吸，同時收縮骨盆底肌肉。吸氣時，想像你的呼吸向下流進你的骨盆。然後屏住呼吸幾秒鐘。
3. 吐氣時，讓骨盆底肌肉完全放鬆。

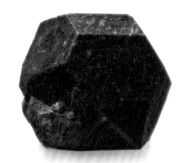

石榴石
GARNET

石榴石是一種可以平衡海底輪問題並活化其能量的石頭。石榴石有很多種顏色，其中紅色石榴石的振動頻率對海底輪能量最有利。石榴石很容易取得，結實耐用，價格也不昂貴，因此非常適合收集在你的脈輪療癒工具包裡。

能量屬性

石榴石具有以下能量屬性：

- ◆ 活化海底輪能量
- ◆ 平衡過度活躍或不夠活躍的能量
- ◆ 穩固接地
- ◆ 增強不夠活躍的能量
- ◆ 穩定起伏不定的能量
- ◆ 強化身體健康與平衡

療癒屬性

作為海底輪療癒石，石榴石具有以下功能：

- ◆ 降低恐懼感，特別是非理性恐懼
- ◆ 增加安全感
- ◆ 穩定失控情緒
- ◆ 穩定過度活躍的免疫系統
- ◆ 帶來穩固接地感，以免與物理世界脫節
- ◆ 激發勇氣
- ◆ 促進情緒平衡
- ◆ 增強免疫系統反應

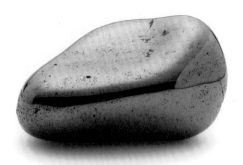

赤鐵礦
HEMATITE

赤鐵礦是一種氧化鐵礦。常見的形態有內包在石英當中的紅色赤鐵礦、帶有彩虹光的深銀色、黑色和深金屬色。雖然含鐵量高，赤鐵礦的磁性卻非常弱，但如果內含足夠的磁鐵礦（magnetite），也可能會對磁鐵起反應。各種顏色的赤鐵礦都可以用來療癒你的海底輪。

能量屬性

赤鐵礦具有以下能量特性：

◆ 激發意圖
◆ 吸收過度活躍的能量
◆ 提供庇護
◆ 增強不夠活躍的能量
◆ 幫助顯化（譯注：使意圖具象成真）
◆ 穩固接地

療癒屬性

基於這些特殊療癒屬性，赤鐵礦可以有效平衡你的海底輪：

◆ 吸收和轉移負面情緒
◆ 讓你在身體、情緒或精神上都感到穩固踏實
◆ 將你帶回你的肉身
◆ 使你的生理、心理和情緒狀態維持穩定
◆ 增強自信
◆ 改善注意力不集中的情形，對於有過動症（ADHD）的人特別有幫助
◆ 促進血液循環，增加血液流量

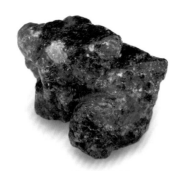

尖晶石
SPINEL

尖晶石是一種含有鎂和鋁成分的半透明寶石。顏色看起來很像紅寶石，但沒有紅寶石那麼珍貴和稀有，算是一種平價水晶，但卻具有非常出色的海底輪療癒特性。尖晶石的顏色非常多種，最適合用來平衡海底輪的顏色是紅色或黑色。

能量屬性

與石榴石一樣，尖晶石具有以下能量特性：

- ◆ 活化海底輪能量
- ◆ 平衡過度活躍或不夠活躍的能量
- ◆ 穩固接地
- ◆ 增強不夠活躍的能量
- ◆ 穩定起伏不定的能量
- ◆ 強化身體健康與平衡

療癒屬性

尖晶石具有以下療癒特性：

- ◆ 重新調校海底輪，與其他脈輪恢復平衡的狀態
- ◆ 建立自信，增強安全感
- ◆ 緩解焦慮
- ◆ 幫助緩解創傷後壓力症候群（PTSD）以及其他跟壓力有關的症狀
- ◆ 治療腸道問題
- ◆ 在生病或心情低落時有助恢復精神活力
- ◆ 強化或平衡免疫功能

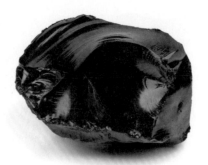

黑曜石
OBSIDIAN

從技術面來說,黑曜石沒有晶格結構,因此不算是晶體或礦物,但因具有絕佳的療癒屬性而廣泛被使用。黑曜石是火山熔岩快速冷卻後形成的火山玻璃,顏色和外觀形狀非常多樣,主要是黑色或深灰色(還有一些帶有各式圖案,例如雪花黑曜石)。只要是黑色和深灰色的黑曜石,都非常適合用來療癒海底輪。

能量屬性

黑曜石的能量屬性包括:

- 提供庇護
- 將負能量轉化為正能量
- 將以太能量與肉體相連結
- 阻擋不好的能量
- 吸收過度活躍的能量

療癒屬性

黑曜石的療癒特性包括:

- 平穩情緒
- 幫助你擺脫恐懼
- 在煎熬時期提供情感支持
- 紓解壓力和緊張
- 促進下肢循環
- 阻擋負能量
- 舒緩心理上和情緒上的不安
- 平撫驚嚇
- 提升注意力

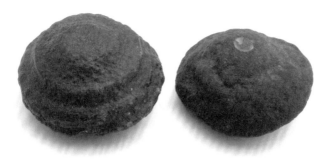

堪薩斯神石 （百吉神石）
KANSAS POP ROCKS （BOJI STONES）

百吉神石（Boji stones，譯注：也有人稱為「薩滿魔石」）原產於堪薩斯，是一種陰陽成對的礦石。由於「Boji stones」這個名稱已經過商業品牌註冊，因此價格可能比較昂貴，不過市面上還是找得到比較平價的版本（功效一樣），稱為「堪薩斯神石」（Kansas pop rocks）。若要使用這種石頭來做療癒，通常是一陰一陽成對使用—— 一塊光滑，另一塊有突出刺狀。它是砂岩和赤鐵礦形成的岩石，而非晶體。你可能還會看到它有另一個名字叫作「魔奇石」（Moqui stones）。

能量屬性

堪薩斯神石具有以下能量特性：

◆ 穩固接地
◆ 平衡過度活躍或不活躍的能量

療癒屬性

堪薩斯神石是非常好用的海底輪療癒石，因為它們具有接地和平衡這兩個主要能量屬性。左右兩手各握一顆（一陰一陽），能夠迅速讓你的身體、情緒和精神能量穩固接地。海底輪功能無論是太弱或是太強，你都可以採用坐姿，左右兩手各握一顆石頭，來促進全身各個脈輪的平衡。如果是海底輪不夠活躍，那就用左手握住光滑的那顆，右手握住另一顆；如果是過度活躍，就左右反過來進行。

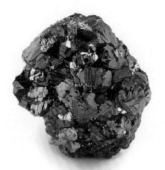

磁鐵礦
MAGNETITE

磁鐵礦是一種具有強力磁性的鐵礦——有些甚至帶有非常細小的鐵屑，看起來像是頭髮黏在礦石表面一樣。如果你的磁鐵礦帶有鐵屑，務必小心存放，而且不要跟其他水晶礦石放在一起。無論是否帶有鐵屑，磁鐵礦都是力量非常強大的療癒石。**如果你心臟有植入去顫器（defibrillator），除非經過醫生許可，否則請不要使用磁鐵礦。**

能量屬性

磁鐵礦與石榴石結構相似，能量屬性上也類似，包括：

◆ 吸引所需的能量
◆ 增強不夠活躍的能量
◆ 平衡過度活躍或不夠活躍的能量
◆ 穩定起伏不定的能量
◆ 穩固接地
◆ 強化身體健康與平衡

療癒屬性

磁鐵礦具有以下療癒特性：

◆ 幫助降低恐懼感和消除其他形式的負能量
◆ 舒緩悲傷和情緒上的痛苦
◆ 化解憂慮
◆ 帶來勇氣
◆ 讓你擁有堅韌不拔的毅力
◆ 提高耐受力
◆ 使身體疾病或外傷迅速復元

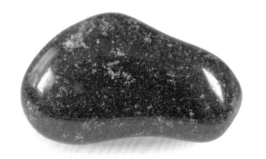

縞瑪瑙和紅紋瑪瑙
ONYX AND SARDONYX

縞瑪瑙（onyx）是黑底帶橫紋的玉髓（chalcedony），是一種
跟瑪瑙很類似的微晶質石英（microcrystalline quartz，譯注：這
類石英的單顆晶體非常小，肉眼無法清楚看見其結構組織，要用普通顯微
鏡才看得見，因此稱為微晶質石英）。橫紋呈乳白色，布滿整顆石
頭表面。具有療癒效果的縞瑪瑙和紋狀大理石（onyx marble）
不同，紋狀大理石是岩石而不是水晶。除了黑色縞瑪瑙之外，
在市面上也會看到帶有條紋的紅色玉髓，稱為「紅紋瑪瑙」
（sardonyx）。兩者都是非常好用的海底輪水晶。

能量屬性

縞瑪瑙和紅紋瑪瑙具有相同的能量特性，包括：

- ◆ 激發意圖
- ◆ 增強不夠活躍的能量
- ◆ 幫助顯化
- ◆ 穩固接地

療癒屬性

縞瑪瑙和紅紋瑪瑙的療癒特性包括：

- ◆ 讓你感覺更穩固接地、更踏實地活在你的肉身裡面
- ◆ 阻擋負能量
- ◆ 提升力量、耐力和活力
- ◆ 幫助改善血液和骨骼問題
- ◆ 使目標和意圖顯化成真
- ◆ 鞏固牙齒
- ◆ 減緩下肢疼痛

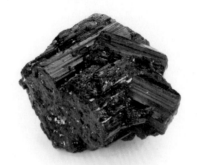

黑碧璽
BLACK TOURMALINE

碧璽有多種顏色,包括紅色、粉色、黃色和綠色,黑碧璽也是其中一種。紅色碧璽也有助於改善海底輪問題,同時又具有黑碧璽的特性,但黑碧璽種類較多,而且價格實惠。它也是一種非常有效的護身石;如果你需要庇護避邪,應該很多人會向你推薦黑碧璽。

能量屬性

黑碧璽跟縞瑪瑙的能量非常相似,因此在能量特性上幾乎相同:

- ◆ 提供庇護
- ◆ 激發意圖
- ◆ 穩固接地
- ◆ 幫助顯化
- ◆ 增強不夠活躍的能量

療癒屬性

黑碧璽和紅色碧璽的療癒屬性包括:

- ◆ 平衡和提振心情
- ◆ 幫助約束強迫症和強迫行為
- ◆ 提升安全感和安心感
- ◆ 增強免疫力
- ◆ 提高身體的自癒能力
- ◆ 減輕壓力和焦慮
- ◆ 緩解憂鬱
- ◆ 阻擋電磁波
- ◆ 促進身體器官健康

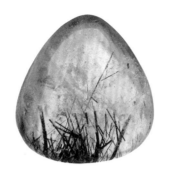

黑髮晶
TOURMALATED QUARTZ

黑髮晶是一種內包黑碧璽的透明石英（白水晶），從外觀就可看到內部的黑色條紋。這些黑色條紋有時非常細，但由於透明石英具有能量放大特性，因此跟一般黑碧璽比起來，黑髮晶內部的碧璽能量也會被放大。這種水晶比黑碧璽更稀有也更昂貴。

能量屬性

黑髮晶跟黑碧璽的能量形態相似，但因為透明石英的關係，能量更強大：

- ◆ 提供庇護
- ◆ 激發意圖
- ◆ 穩固接地
- ◆ 幫助顯化
- ◆ 增強不夠活躍的能量

療癒屬性

黑髮晶的療癒特性與黑碧璽相似，但同樣效果更增強：

- ◆ 平衡和提振心情
- ◆ 幫助約束強迫症和強迫行為
- ◆ 提升安全感和安心感
- ◆ 增強免疫力
- ◆ 提高身體的自癒能力
- ◆ 減輕壓力和焦慮
- ◆ 緩解憂鬱
- ◆ 阻擋電磁波
- ◆ 促進身體器官健康

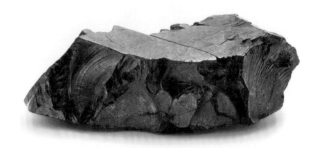

次石墨
SHUNGITE

次石墨（一種「似礦物」）從技術面來說也不算是水晶，但同樣因其療癒屬性而廣受重視。表面略帶閃亮黑色的光澤，主要成分是碳（約 98%），混合少量雜質。原產地在俄羅斯，開採後出口到世界各地。由於含碳量高，因此次石墨也被認為具有絕佳的淨水功能。

能量屬性

次石墨具備許多能量特性，包括：

◆ 穩固接地
◆ 舒緩鎮定
◆ 具有去除混濁能量的淨化功能
◆ 平衡過度活躍或不夠活躍的能量

療癒屬性

很多人會將次石墨放在水中作為一種淨水石（這樣做之前，請確認你拿到的確實是次石墨，而且非常乾淨），但它也具有其他療癒特性：

◆ 減輕壓力
◆ 將負能量轉化為正能量
◆ 提振精神和消除疲勞
◆ 強化免疫系統
◆ 化解憂慮
◆ 鎮定過度活躍的情緒
◆ 對抗細菌和病毒感染
◆ 鎮定過度活躍的免疫系統

平衡脈輪的方式 1：精油

精油（essential oils），也稱為香薰或香氛油（aromatherapy oils），是從植物提取出來的物質，具有濃烈香氣，並含有原株植物的能量精華。

氣味也有頻率，很多人聽到這件事都很驚訝。但就跟其他東西一樣，精油也是具有振動頻率的物質，因此你也可以利用它來平衡你的脈輪能量。

跟水晶一樣，要選擇哪一種精油來進行脈輪療癒，最快的判斷方法就是根據原株植物（通常是花或果實）的顏色來跟脈輪作對應。以下這份精油使用對應表可供你參考：

◆ 肉桂（通常對應紅色）：海底輪　　◆ 柑橘：生殖輪

◆ 檸檬：太陽神經叢脈輪　　　　　　◆ 薄荷：心輪

◆ 洋甘菊：喉輪　　　　　　　　　　◆ 薰衣草：眉心輪

◆ 茉莉花：頂輪

你可以在進行脈輪療癒時使用精油擴香，或是將純精油與基底油混合後，直接塗抹在對應的脈輪上。

使用精油時，請牢記以下安全注意事項：

◆ 不要拿來食用，除非它們是食品等級，而且專供食用為目的。

◆ 切勿將純精油直接塗抹在皮膚上，這可能會造成不良反應。請務必依照精油製造商的安全指示，先以基底油稀釋（比如荷荷巴油、杏仁油或橄欖油）後再使用。

◆ 進行精油混合時，請戴上手套，避免直接接觸皮膚。

療癒海底輪的冥想練習

　　你可以使用本章列出的任何一種海底輪水晶來進行海底輪冥想。冥想用的水晶一定要先淨化過。（淨化方法請參閱第 42 頁）

◆ 進行這個海底輪療癒儀式，需要找一個不受干擾的地方，可以讓自己徹底放鬆休息。由於海底輪主要特性是接地，因此我會建議最好躺在地板上，或是在地板上鋪一層墊子，如果可以的話，盡量不要躺在沙發上或床上。讓你的能量跟大地越緊密連結，越有助於平衡海底輪能量。

◆ 如果你想使用精油，可用肉桂或廣藿香精油來擴香，或是用兩滴以上其中一種精油跟一茶匙基底油（比如荷荷巴油）混合，然後以順時針方向按摩你的下腹部。

◆ 將房內燈光調暗；如果你的燈可以調節亮度，請調到最低，或是全部關掉。鹽燈也是一種不錯的選擇，除了它本身的療癒特性之外，柔和的光線也非常適合冥想。

◆ 如果你願意，可以播放輕鬆的音樂，或是 396 Hz 音頻的 solfeggio 聲波音樂（請參閱第 210 頁〈相關資源〉）；這個振動頻率的聲音有助於平衡海底輪，你可以在很多應用程式或網站上找到這個頻率的音樂。

◆ 你可能還需要一個計時器。剛開始第一次做這個練習，可設定 5 到 7 分鐘；習慣後，可加長到 15 分鐘。

◆ 營造好這個空間之後，輕輕躺下來，臉部朝上。以你舒服的方式與大地進行能量連接。雙手不要抱胸，雙腿也不要交疊。可將手輕輕放在腹部上或身體兩側。將淨化過的水晶放在雙腿之間的地板上，剛好碰到會陰部的位置。

現在，一切準備就緒，可以開始進行視覺化冥想了。

1. 閉上眼睛。用鼻子深深吸氣，然後從嘴巴吐氣。這樣重複做幾次，直到你感覺整個人非常放鬆。

2. 吸氣，觀想一道紅光從地底升起，圍繞著你的頭部。將這道紅光深深吸進來。

3. 你看到紅光流入你的肺部，跟著吸進來的氣一路往下進入你的海底輪。然後從嘴巴吐氣。

4. 吸氣，觀想紅光再次進入你的身體，並迅速往下流進你的海底輪，在這裡與脈輪的旋轉紅光融合在一起。當兩道紅光結合時，默默對自己說：「我很安全。」

5. 然後吐氣，將身上任何跟這句肯定語相違的緊張、壓力或負面想法，全部隨著吐氣釋放出去。

6. 再次吸氣，把注意力放在你的海底輪和那個部位的紅光。觀想紅光時，默默對自己說：「我很安全。」

7. 吐氣，將身上任何跟這句肯定語相抗的緊張、壓力或負面想法全部釋放。

8. 再一次吸氣，注意力同樣放在你的海底輪，同時默默對自己說：「我信賴一切。」

9. 吐氣,將身上任何跟這句肯定語相抗的負面想法、壓力或緊張感全部吐出去。

10. 現在,繼續自然吸氣和吐氣,將注意力放在海底輪的紅光。

11. 觀想這道紅光從你的身體向外擴,穿過你的皮膚表面,跟你的水晶能量結合。這時如果還有任何負面想法或壓力,讓你跟「我很安全,我很安心,我信賴一切」等想法相違抗,請交給水晶去吸收那些負面能量,觀想它們被傳送到水晶下方的地底裡面,被地球吸收。

12. 將注意力轉到水晶上。觀想它送出療癒能量,並與你的海底輪能量結合。現在,深吸一口氣,觀想這股能量從你的海底輪進入你的身體,將紅光注入到你的全身。這個段落要做多久,可以隨自己喜歡,或是等計時器響起。

13. 睜開眼睛。坐起來,讓你的尾椎骨跟地面緊密接觸。現在,觀想你的身體臀部長出根,往下深深扎入地球。這些根繼續往下延伸,到達地球核心,將裡面某個東西包起來。當你這樣做時,大聲說出、或是在心裡默想:「我現在穩固接地。」

14. 以坐姿接地冥想時,做 3 到 4 次深呼吸,氣要吸得很深。完成後,請向地球表達謝意,感謝它支撐你,為你帶來平衡、接地、安全和安心感。

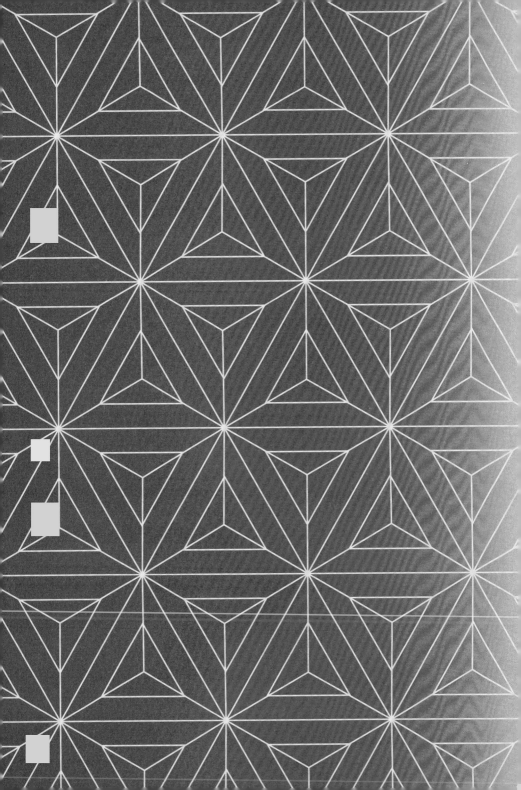

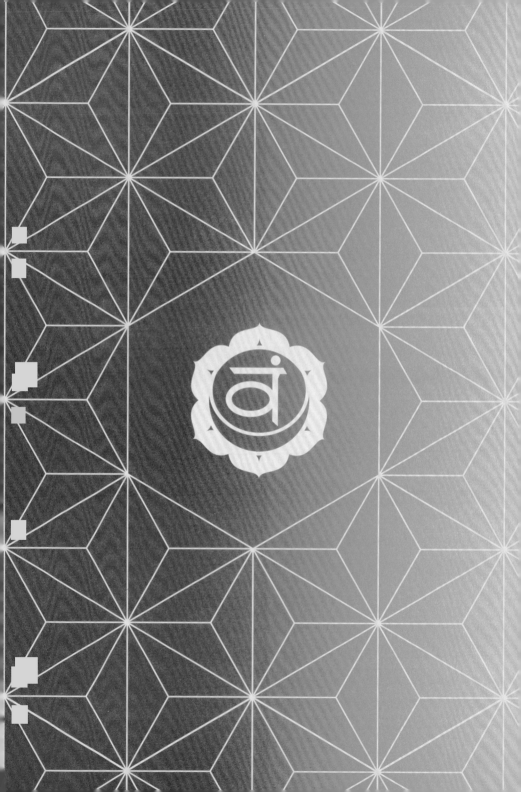

CHAPTER 4
生 殖 輪
THE SACRAL CHAKRA

接 下來是生殖輪。這個大脈輪是我們的創造力根源所在。它的相應咒語是「我創造」（I create）。你的「肉體我」是否能夠認知到你身為人類所擁有的個人力量，並與「萬物合一」的本源能量保持連結，都跟這個脈輪有關。當你跟你所屬的各個團體及社群共同體互動時，它也是你個體自我的能量中心。因此，雖然它是一個跟個體認同有關的脈輪，但也能促進群體團隊意識的建構，此外，你跟群體互動所產生的種種經驗感受，也大多數都儲存在這裡。

當你跟任何一個群體內的其他有形靈魂化身接觸互動時，無論是只有兩個人還是數百萬人，這些連結經驗都是由這個生殖輪來進行識別和分類，所有的互動經驗也都會儲存在這個脈輪當中。

在這一章，你會認識什麼是生殖輪，包括它的平衡和失衡是什麼情況，以及如何運用 10 種生殖輪水晶來幫助這個脈輪保持平衡。

認識生殖輪

生殖輪位於肚臍正下方，也稱為「第二脈輪」、「性脈輪」、「創造力脈輪」，或梵語「Svadhishthana」（淫縛提斯沓那）。它的顏色是橘色，對應元素是水元素，符號是一朵橘色的六瓣蓮花。

除了提供你自我認同感之外，生殖輪也是我們創造力、個人力量、以及性慾力量的根源，同時也關係到我們的繁盛意識和富足觀念。創意概念誕生於你的生殖輪，但必須往上走、通過其他脈輪，到喉輪才能將它表現出來。

生殖輪還包含了其他功能：

◆ 在你整個人生當中形成各式各樣的身分和角色

◆ 決定你在生活中會以什麼方式跟各個群體互動

◆ 是情緒和情緒智力（EQ）的根本所在

◆ 幫你設定合理的人際界限

◆ 幫你建立倫理、價值觀和道德規範

◆ 讓你能夠滋養照顧自己和他人

除了以上這些心理、情緒和精神層面的功能外，生殖輪也跟生理層面有很多連結。由生殖輪管控的身體部位包括：

◆ 性器官

◆ 大腸

◆ 膀胱

◆ 闌尾（盲腸）

◆ 下背部（腰椎 L4 和 L5 椎骨）

平衡的生殖輪

　　當你的生殖輪處於平衡狀態，你會對自己有一種堅定的認識，而且在你所接觸的群體當中，你會對自己有一種扎實的認同感。不過，你也會願意在這些角色和群體中保持某種靈活彈性；也就是說，你願意隨著環境和心態的改變，來調整你對自己和對影響圈內其他人的看法。無論你扮演什麼角色，你都能堅定知道自己是誰，無論別人如何看待你、或是想把你放在什麼框框裡。在你所處的群體中，你都會願意尊重別人為他們自己設定的身分和角色。

　　生殖輪如果平衡，你會根據自己建立的道德觀、價值觀和倫理規範，設定明確的人際界限。但你也清楚知道，你需要在這些界限和價值觀當中保持靈活彈性，當你接收到新的資訊、或是經驗告訴你需要改變時，你也能夠重新做評估。

　　你有健康的性觀念，而且能夠以符合你價值體系和個人身分的方式表現出來。你的性慾表達相當自然而且愉快，不會帶有罪惡感或其他不健康的表現形式。

　　你會在生活中培養自己的獨特創意，並透過你的嗜好或職業自然地展現出來。你也會運用創意來改善自己和別人的生活。

　　此外你會跟財富維持一種健康的關係。請注意，這

裡的「財富」並不一定指金錢，雖然金錢也包括在內。「財富」的意思是，你人生中認為重要的東西都能達到一種成功富足的狀態，包括身體健康、人際關係、成就感等。

在身體層面，生殖輪平衡代表你的骨盆、性器官、以及性激素都處於最佳健康狀態。你的下背部區域沒有任何疼痛或行動不便，排尿和排便等排泄功能也都很正常，表示你的生殖輪很健康。

失衡的生殖輪

生殖輪失去平衡時，你可能會感覺創意受阻，要不然就是創意想法太多，讓你無法做出選擇，進而將它們變成有價值的東西。舉例來說，作家面對空白稿紙卻無從下筆，有可能是因為沒有靈感，也可能因為想法太多，找不到理想的表達方式，以致不知該從哪裡下手。

在社交方面，生殖輪失衡也可能造成性格障礙。這通常是因為在各個群體當中人際關係不佳，或是因為人際界限沒有設定清楚，以及無法堅守個人道德和價值觀所造成。因此，生殖輪失衡可能表現為各種性格障礙或人際關係與情緒問題，例如自戀、反社會、受害者心態、罪惡感和羞恥感、冷漠孤立或過度依戀執著、控制慾、過度冒險行為（或相反，不願意做任何冒險）、或是相互依賴的關係。

群體關係功能失常，也是生殖輪問題的一種表現。要不是對所屬群體有「過度認定」（overidentification，

比如沙文主義）的情形，要不然就是「認同不足」
（underidentification，比如從事叛國或煽動活動的人）。
生殖輪不平衡帶來的問題包括：偏見、種族主義、性別
歧視、宗教歧視、極端民族主義和其他類似問題。

　　如果生殖輪功能出問題，你的道德感或價值觀可能
會非常模糊。極端一點的情況，可能會做出不道德行為，
要不然就是道德感太強，對別人過度判斷和批判。

　　生殖輪失衡通常也會表現為跟財富有關的問題。你
可能會有一種觀念，認為自己生活中有價值的東西不夠
多、生活不夠寬裕富足。結果就是導致在金錢或其他方
面的匱乏心態，或是囤積和貪婪。

　　在身體層面，生殖輪失衡可能會導致許多身體疾病
或功能障礙，包括：

◆ 荷爾蒙失調

◆ 生殖問題

◆ 內分泌疾病，例如多囊性卵巢症候群（PCOS）

◆ 纖維瘤

◆ 月經量大、月經不來、或經期不正常、以及經前症候
　群（PMS）

◆ 更年期各種問題

◆ 子宮內膜異位症和骨盆腔炎症

◆ 與排泄相關的問題，例如頻尿、膀胱炎或排尿困難

◆ 闌尾炎

◆ 下背部疼痛

生命之門

　　道家將人體上用來連接天地無形之氣與肉身有形之體的能量位點，稱為「氣門」（energy gates，能量之門）。這些能量之門，就是我們身體上用來調節「氣」（chi，或稱「普拉納」〔prana〕或生命元氣）之流動的物理位置。如果氣無法順利通過這些氣門，全身能量就會失去平衡，導致生理、心理、情緒、精神方面出現不適或生病。

　　這個說法聽起來是不是很熟悉？沒錯。因為道家講的氣門，就跟「脈輪系統」的概念非常相似，只是背後的哲學觀點略有不同。事實上，你會發現，許多靈性傳統都會提到類似脈輪的能量流動與調節系統，比如傳統漢醫講的「經絡」，還有猶太神祕主義卡巴拉的「輝耀」（sefirot，譯注：一般也稱為「薩佛洛斯」或「質點」），概念都非常相似。

　　道家所講的「**生命之門**」（Door of Life），也稱為「**生命門戶**」（Gate of Life），對應到脈輪系統，大概就是剛好在生殖輪的位置，也就是下背部左右兩邊腎臟正中央的一個點（就在肚臍正後方的脊柱上）。你可以透過按摩、針灸、呼吸調息、或氣功等運動來刺激這個位置，來幫助活化性能量，平衡體內的水元素。你可能也看過，有人將這個生命之門稱為「**下丹田**」或「**命門**」。

　　活化生殖輪的能量也可以調節命門，而刺激命門也會反過來使生殖輪恢復平衡。名稱和手法略有不同，但治癒的是相同區域的能量，因此，無論是針對哪一個位置來做調整，同樣都能讓這兩個部位收到能量平衡之效。

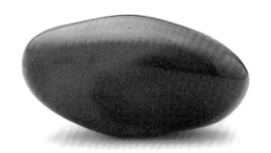

紅玉髓
CARNELIAN

紅玉髓是一種橘紅色微晶質石英。它是矽酸鹽礦物玉髓的一種，依氧化鐵含量多寡，紅玉髓的顏色從深紅、橘紅到淺粉橘都有，透明度則從半透明到完全不透明。紅玉髓產量豐富，也算是一種平價的水晶。

能量屬性

紅玉髓具有以下能量特性：

◆ 激發意圖

◆ 平衡過度活躍或不夠活躍的能量

◆ 增強不夠活躍的能量

◆ 幫助顯化

療癒屬性

作為生殖輪的療癒水晶，紅玉髓具有以下功能：

◆ 激發創造力

◆ 提供動力並克服冷漠

◆ 點燃熱情活力（生理、心理、情緒、精神、創造力）

◆ 平衡情緒上的過度敏感或不夠敏感

◆ 促進富裕和豐盛

◆ 強化薄弱的人際界限

◆ 穩定過激情緒，比如憤怒、罪惡感或羞恥感

◆ 平衡荷爾蒙問題

◆ 藉由排泄幫助排毒

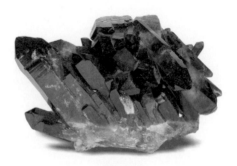

煙晶
SMOKY QUARTZ

煙晶也是石英的一種,顏色從淺棕色、灰色到近乎全黑,透明度從幾乎不透明到半透明都有。每一種顏色的煙晶都很適合用來療癒生殖輪。煙晶產量豐富、價格平易近人,而且有各種外觀形態,像是晶簇、尖晶、滾石、未加工原礦、以及拋光過或各種造型的水晶。

能量屬性

煙晶是一種矽酸鹽礦物,因此跟其他矽酸鹽礦物具有相似的能量特性,例如紅玉髓(第79頁):

◆ 激發意圖
◆ 幫助顯化
◆ 增強不夠活躍的能量
◆ 平衡過度活躍或不夠活躍的能量
◆ 將負能量轉為正能量

療癒屬性

煙晶的療癒屬性來自其顏色和能量特性的結合,包括:

◆ 鎮定過激情緒
◆ 幫助培養情緒智商(EQ)
◆ 吸收負能量或將負能量轉為正能量
◆ 促進人際界限的形成以及鞏固界限
◆ 協助解決荷爾蒙失調問題

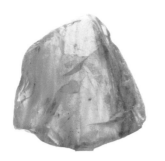

琥珀
AMBER

琥珀是另一種被拿來作為療癒水晶的遠古物質。它不是石頭也不是晶體，但確實具有非常獨特的療癒特性。琥珀是樹脂的石化，最優質的琥珀大多產自波羅的海地區，這就是為什麼你有時會看到它被稱為「波羅的海琥珀」（Baltic amber）。顏色範圍從淡黃色到紅棕色，顏色較深者適合用於生殖輪，而較淺、較黃的琥珀則對太陽神經叢脈輪效果很好。大多數水晶店都可買到琥珀，價格則依品質而定，有些可能價格極高，不過，小顆且便宜的琥珀跟大顆昂貴的琥珀療癒效果是一樣的。

能量屬性

琥珀具有以下能量特性：

◆ 支持和撫育
◆ 激發意圖
◆ 增強不夠活躍的能量

療癒屬性

琥珀的療癒特性包括：

◆ 產生正能量
◆ 激發創造力
◆ 激發富足意識
◆ 減輕炎症和疼痛

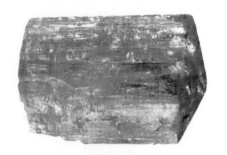

拓帕石
TOPAZ

拓帕石是一種含有氟和鋁的矽酸鹽礦物。顏色非常多種,但褐色和橘色最適合用來平衡生殖輪。它也是一種相當受歡迎的寶石,經過切割和立體切面後可以呈現完全的透明,看起來像從內部透出光線。拓帕石製成的珠寶可能價格極為昂貴,但未經雕鑿的原礦產量豐富、價格平易近人,而且很容易取得。

能量屬性

拓帕石的能量特性包括:

◆ 平衡水元素(調節情緒)　　◆ 消除能量阻塞

◆ 淨化負能量

療癒屬性

拓帕石具有多種療癒特性:

◆ 提供動力和目標　　◆ 幫助實現目標

◆ 提高自我控制力　　◆ 增進情緒的靈活彈性

◆ 穩定情緒波動　　◆ 促進富裕和豐盛

◆ 激發寬宏慷慨的胸懷　　◆ 點燃激情,讓愛與性行為合一

◆ 幫助你鞏固自己的人際界限,同時也尊重別人的界限

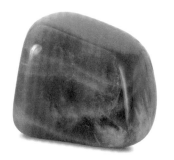

粉橘月光石
PEACH MOONSTONE

月光石是一種長石晶體（feldspar crystal），具有如月光般的柔和光澤。由於石頭內部的金屬晶體會反射外部進入的光線，因此從石頭表面可看到浮現出白色到藍色的光，這種現象稱為**「青白光彩」**（adularescence，<small>譯注：或稱「月光效應」</small>），蛋白石也同樣具有這種特性。雖然最常見的月光石為乳白色，但也還有很多其他顏色，粉橘月光石就是其中一種，非常適合用來平衡生殖輪。由於月光石是一種軟石，拿取和收存時都要特別小心，以免碰撞損傷。

能量屬性

使用月光石時，你會發現它具有以下特性：

- ◆ 平衡水元素
- ◆ 帶來陰性能量（女性化與神祕面向的氣）
- ◆ 舒緩鎮定

療癒屬性

粉橘月光石的療癒特性包括：

- ◆ 舒緩過度活躍的情緒
- ◆ 促進生育能力
- ◆ 協助釋放卡住的情緒
- ◆ 平衡荷爾蒙

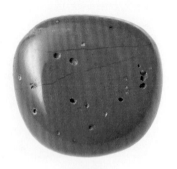

珊瑚
CORAL

珊瑚非常特別，它既不是礦物晶體也不是石頭，而是一種由有機活體製造出來的有機複合物質。熱帶海域的珊瑚蟲死亡之後，留下的外骨骼會在海中形成珊瑚礁。雖然珊瑚「晶體」沒有晶格，但它確實具有療癒作用。珊瑚的顏色非常多種，但橙橘色或棕色珊瑚對生殖輪療癒最有效。

能量屬性

雖然珊瑚不是晶石，但經常被用來作為裝飾用的珠寶，以及形上學或療癒用的石頭。它具有以下能量特性：

- 吸收過度活躍的能量
- 將負能量轉化為正能量
- 平衡過度活躍或不夠活躍的能量
- 提供庇護

療癒屬性

珊瑚的療癒特性包括：

- 集中創造力
- 激發內在動力和目標
- 帶來平靜與和諧的感覺
- 平衡情緒，平復情緒波動
- 防止大範圍的能量波動
- 平衡性能量

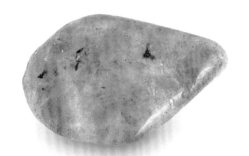

太陽石
SUNSTONE

跟月光石（第 191 頁）一樣，太陽石也是一種岩石（不是水晶，因為它沒有內部晶格），但經常被拿來作為療癒水晶之用。它是一種長石，因此跟月光石一樣具有「青白光彩」的月光效應，而且由於內含金屬礦物薄片，還多了一種「砂金效應」（aventurescence），外觀看起來像是灑了點點金光，閃亮耀眼。其實它是一種橘色的拉長石（一種帶有藍色和灰色光影的療癒石，見第 152 頁）。太陽石也是屬於軟岩，使用和收存都要特別小心，以免碰傷損壞。

能量屬性

太陽石具有以下能量屬性：

◆ 激發好運
◆ 平衡過度活躍或不夠活躍的能量
◆ 增強不夠活躍的能量
◆ 淨化負能量

療癒屬性

太陽石的療癒特性包括：

◆ 提升創造力
◆ 帶來喜悅心情
◆ 幫助你挖掘個人才能
◆ 增強個人自主力量
◆ 降低控制慾
◆ 促進樂觀心境
◆ 促進豐盛
◆ 減少負能量和負面情緒
◆ 激發獨立性
◆ 鞏固個人界限

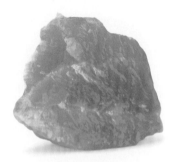

橘色方解石
ORANGE CALCITE

方解石是一種由碳酸鈣組成、外表如蠟般光滑的水晶。顏色有非常多種，其中最適合用來作生殖輪能量療癒的是橘色方解石，其顏色從非常淺的粉橘色到深橘色都有。由於外觀很明顯像是塗了一層蠟，因此很容易辨認。產量豐富且價格親民，是一種非常容易入手的生殖輪療癒水晶。

能量屬性

方解石具有許多能量特性，包括：

- 增強不夠活躍的能量
- 平衡過度活躍或不夠活躍的能量
- 調和不和諧的能量
- 使能量集中
- 淨化負能量

療癒屬性

橘色方解石的療癒特性是來自其內部晶格結構和橘色，包括：

- 激發創造力並使創造力聚焦
- 激發富足意識
- 增強內在動力
- 提升情緒的彈力韌性
- 提升你與所屬群體的連繫感
- 平衡性能量

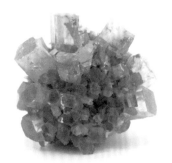

霰石
ARAGONITE

與橘色方解石〔第 86 頁〕一樣，霰石也是碳酸鈣的一種結晶形式。它具有非常獨特的**斜方晶**（orthorhombic）外觀，像是從中心軸往外生長，形成六角柱狀的晶簇。顏色非常多種，最適合生殖輪療癒的是棕色或橘色。霰石的顏色飽和度並不高，最常見的是淺棕色、淺橘色或淺橘棕色。霰石是一種平價水晶而且容易取得，大多數水晶店通常都有庫存。

能量屬性

霰石的能量特性來自其內部晶格，包括：

◆ 消除能量阻塞

◆ 淨化負能量

◆ 穩定能量波動

療癒屬性

橘色和棕色霰石具有以下療癒特性：

◆ 穩定心理起伏和情緒波動

◆ 減少憤怒或暴怒的感覺

◆ 促進知覺的靈活度，讓你能夠更了解與你不同的人

◆ 降低控制慾

◆ 鞏固個人界限

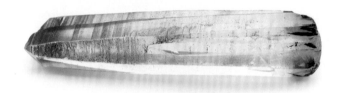

橘子水晶
TANGERINE QUARTZ

橘子水晶是一種淺粉橘到深橘色的晶體，透明度從半透明到中度不透明。它與石英家族的其他成員具有相似的能量特性，因此跟生殖輪有關的療癒特性都來自它的顏色（橘色）。由於橘子水晶的表面有一層氧化鐵，外觀看起來有點暗淡。一般常見的形態跟其他石英一樣，大多是晶簇、尖晶、或是圓形滾石。

能量屬性

橘子水晶的橘色是來自表面黏附的生鏽赤鐵礦，因此橘子水晶也同時帶有赤鐵礦和石英的能量特性，包括：

- ◆ 增強不夠活躍的能量
- ◆ 幫助顯化
- ◆ 提供庇護
- ◆ 穩固接地

療癒屬性

橘子水晶具有多種療癒特性，包括：

- ◆ 清除創造力阻塞
- ◆ 激發內在動力和目標
- ◆ 減少對自己或他人的批判
- ◆ 刺激虛弱疲軟的腎上腺

平衡脈輪的方式 2：瑜伽

◇◇◇◇◇◇◇◇◇◇◇◇◇◇◇◇◇◇◇◇◇◇◇◇◇◇◇◇◇◇◇

　　另一種平衡脈輪的有效方法是瑜伽。雖然大多數人認為瑜伽是一種伸展運動，但它的意義遠不止於此。事實上，瑜伽是一種涵蓋身體、心理、情緒和精神各層面的鍛鍊，結合了**體位法（asanas）、呼吸法（pranayama）、冥想（dhyana）、手印（mudras）**以及其他刺激普拉納（生命力能量）流動的靈修實踐。

　　瑜伽的類型非常多種。傳統的哈達瑜伽（Hatha yoga）在西方世界最為普遍，訓練內容包括呼吸技巧和體位，並在練習結束時進行短時間的冥想。

　　你可以在平常的靈修方法中加入瑜伽來平衡你的脈輪。以下就是療癒各個脈輪適合進行的簡單瑜伽體式：

◆ 海底輪：**攤屍式、蓮花坐式**
◆ 生殖輪：**人面獅身式、半魚王式**
◆ 太陽神經叢脈輪：**戰士式、下犬式**
◆ 心輪：**駱駝式、肩立橋式**
◆ 喉輪：**貓牛式、犁鋤式**
◆ 眉心輪：**嬰孩式、站姿分腿前彎式**
◆ 頂輪：**樹式、兔式**

　　如果要同時平衡所有脈輪，可以練習拜日式。每天早晨至少做 4 輪拜日式，可以幫助你喚醒與平衡脈輪，非常有效。

療癒生殖輪的冥想練習

此視覺化冥想療法是使用真言咒語和水晶來平衡生殖輪。每一句咒語都能有助於激發這個脈輪的創造力能量。生殖輪的主要咒語是「我創造」，你可以在練習中不斷重複這句咒語。

如果你正在處理任何跟生殖輪有關的問題，比如富裕或人際界限，你可以直接使用「我很富有」或「我的人際界限很堅固」來代替此練習的其他咒語。你也可使用「vam」（發音為「vahm」）這個種子咒（seed mantra，梵語稱為「bija」），來活化你的生殖輪。以下是你可以用在這個脈輪的一些相應咒語：

◆ 我有歸屬感。

◆ 我放下批判。

◆ 我知道自己是誰。

◆ 我放掉控制。

◆ 我的一切皆豐盛富足。

你也可以另外加上芳香療法和聲音元素，將療癒能量集中在生殖輪。

◆ 使用這一章列出的任何一種水晶。使用前務必做好淨化。（淨化方法請參閱第 42 頁）

◆ 選擇一個不會受到干擾、而且可以放鬆休息的地方。或是以任何讓你感覺舒服的方式與地面進行能量連結。

◆ 如果你喜歡，可以使用甜橙或柑橘精油來擴香，或是

在一茶匙基底油（比如荷荷巴油）中加入 3 滴甜橙或柑橘精油，以順時鐘方向在肚臍正下方做按摩，進一步增強生殖輪的平衡。

◆ 你也可以選擇播放安靜的冥想音樂，或是從應用程式或網站上找到 417 Hz 音頻的 solfeggio 聲波音樂（請參閱第 210 頁〈相關資源〉），來集中生殖輪的能量。

◆ 你也可以幫自己設定計時器。剛開始至少進行 5 分鐘，之後慢慢增加到 15 或 20 分鐘。

　　一切準備就緒後，即可開始進行視覺化冥想。

1. 以盤腿姿勢的蓮花坐姿、或其他讓你感覺舒服的姿勢安穩地坐著。或是想要躺下來也可以，面朝上仰臥，雙臂和雙腿都不要交疊。

2. 如果是躺臥的姿勢，請將你的水晶放在肚臍正下方的肚子上，然後將雙手輕輕放在水晶上。如果是坐姿，請將水晶握在手中，輕輕放在你的生殖輪部位，以此將水晶固定位置。

3. 閉上眼睛，做幾次深度淨化呼吸。用鼻子吸氣，將吸進來的空氣觀想成一道橘色的光，從你的鼻腔流進來，進入位於你雙手下方的生殖輪。然後用嘴巴吐氣，讓所有的緊繃感或負面想法隨著吐氣釋放出去。

4. 當你整個人已經處在非常放鬆的平靜狀態，請發出聲音或在心裡默念：「我創造。」現在，用鼻子吸氣，觀想這股創造力量開始往下流到你的生殖輪區域。

5. 吐氣時，如果你感覺自己對這句咒語有任何負面想法或懷疑抗拒，請觀想它隨著吐氣被釋放到大宇宙當中，在那裡被吸收。

6. 繼續專注在「我創造」這句咒語，讓它隨著吸氣進入你的生殖輪區域。每一次吸氣後，屏住氣息慢慢從 1 數到 4，觀想這句咒語以螺旋旋轉方式跟生殖輪的橘光結合。這樣一吸一吐，總共重複做 8 次。

7. 現在，恢復正常呼吸，同時繼續將注意力集中在你的生殖輪部位。如果察覺到有任何負面想法或身體的緊張感，請讓它們隨著你的呼吸吐氣輕輕釋放出去。這樣重複做 8 次吸吐。

8. 正常呼吸，用鼻子吸氣，從嘴巴吐氣，觀想你的水晶發出的橘光進入你的生殖輪部位。觀想這道橘光在你雙手下方先順時針旋轉，然後再逆時針旋轉。

9. 現在，觀想橘光開始向外擴散、越來越亮，充滿你全身上下，然後從你的皮膚表層向外放射到宇宙中。繼續這樣觀想，正常呼吸，時間長短隨你喜歡，也可以設定計時器。

10. 再次將注意力轉到生殖輪上。吸氣，觀想空氣一路流進你的生殖輪區域，然後在心裡默想或大聲說出這句話：「我感謝我的創造力。」然後從嘴巴吐氣。

11. 將雙手從生殖輪上移開，將水晶放在一邊。眼睛繼續閉著並正常呼吸，觀想你的身體與地板接觸的地方長出根，一直深入到地底下，讓自己穩固接地扎根。

12. 當你覺得整個冥想已經完成，就可以張開眼睛。

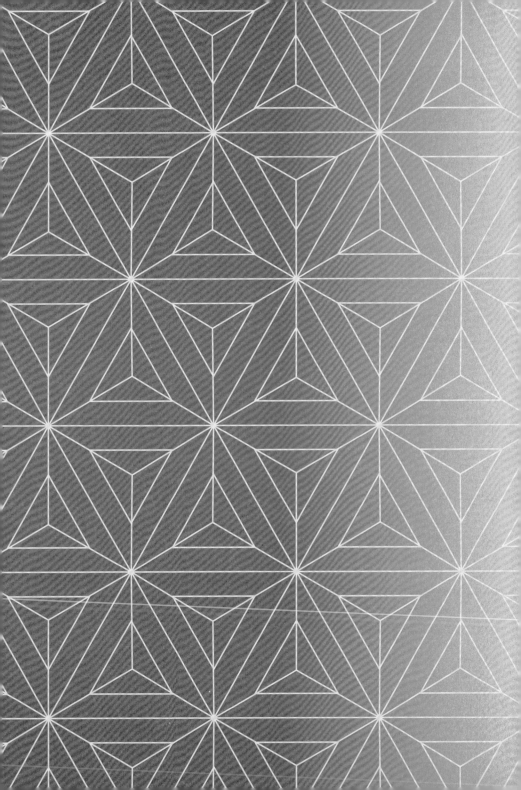

CHAPTER 5
太陽神經叢脈輪
THE SOLAR PLEXUS CHAKRA

太陽神經叢脈輪的主要咒語是「我選擇」（I choose）。這裡是你的「自我」（ego）的所在地，也就是「小我」（small I）或你的自我概念化身為一個可被識別的物理實體後的棲居之處。太陽神經叢脈輪讓你能夠認同自己是一個有形有體的人類，而不僅僅以本源能量的形式存在。當你落入人類思維、暫時忘記自己其實是擁有肉身的靈魂，你就會受到小我的驅動，在這裡上演各式各樣的戲碼。太陽神經叢脈輪大部分工作是在處理你的「自我」為你做的選擇，它與你的高我（higher self）所做的選擇未必每次都一致。

在這一章，你將深入探究你的太陽神經叢脈輪，認識它的功能，以及了解這個脈輪平衡和失衡是什麼情況。然後也會學習到運用水晶和一些技術，讓這個脈輪恢復平衡。

認識太陽神經叢脈輪

太陽神經叢脈輪位於胸骨最底部，也稱為「臍輪」或「第三脈輪」，梵語稱為「Manipura」（摩尼卜羅）。它的顏色是黃色，對應元素是火，符號是一朵黃色的十瓣蓮花，相應咒語是「我選擇」。

太陽神經叢脈輪是你的自我認同（自我）的本居地，人類肉身生活的所有戲碼都在這裡上演。「自我」是人類實體化身的一個重要面向；沒有它，你就不會感覺到在心理上、情緒上或精神上與你的靈魂有所區別，而這種區別，正是我們作為人類的重要經驗。

你透過選擇創造自我認同（自己的身分）。每一天你做出的選擇大概有三萬五千個，從普通到複雜的都有。你會將所有事物做分類，區別這個和那個，也是基於你的自我認同。

太陽神經叢脈輪功能還包括：

◆ 透過思想、言語、行為和信念來創造你的人類經驗
◆ 提供自尊和自我價值感
◆ 是個人責任、個人力量與自主權的本源
◆ 是志向抱負和意志力的基地
◆ 讓你能夠掌控自己的生活

在身體層面，太陽神經叢脈輪的影響部位如下：

◆ 胃和腹部區域
◆ 腎臟

- ◆ 胰腺
- ◆ 脾臟
- ◆ 膽囊
- ◆ 腎上腺
- ◆ 肝臟
- ◆ 下胸椎

平衡的太陽神經叢脈輪

當你的太陽神經叢脈輪處於平衡狀態，你會用「自我」來作為一種個人表達和個人選擇的工具，而不會讓它來控制你。當你對這個「小我」有所覺知，你會用它來創造正面健康的自我認同感。你能夠充分且自在地展現真實自我，這意謂著，你不僅已經確立和了解你的人生目標，而且你所做的選擇與那個目標，以及你決定成為什麼樣的人，都是相符的。不過，你並沒有完全被那個小我吞噬；你每時每刻做出的選擇都能符合你的真實自我，同時又能在目標上保持靈活彈性，如果你得到更新的訊息、對人生有新的見解或抱負，你也可以毫無困難地輕鬆轉身。

大多數選擇對你來說都很容易，雖然有些較重大的決定可能需要較長的考慮時間。不過，經過深思熟慮之後，你會選擇對當下的你來說屬於重要的事情，而且這個選擇與你想成為的人是一致的。

你不會被你的小我控制；你清楚知道自己本身的價

值，無需向他人證明自己。你會活出真實自我，而且大多數時候你都對自己感到滿意。

你會隨自己的喜好來打點自己的外表，但你不會過分迷戀你的外相。你喜歡鏡中看到的自己，如果不喜歡，你也會做出相應的調整。

你能夠尊重別人，而且也希望別人能夠尊重你。如果有人對待你的方式不符合你認為自己應得的待遇，你也願意在不相互指責的情況下離開這段關係。

你擁有志向和抱負，且你願意付出任何代價來實現你的目標，不過你會以符合你自己道德觀的方式來達成。你不會為了得到自己想要的東西而去踐踏別人。你能夠尊重其他人的個體獨立性，不會試圖強迫他們跟你一樣。

在身體層面，你很健康、充滿活力，而且睡得很好。

失衡的太陽神經叢脈輪

太陽神經叢脈輪失衡，可能會導致你因為受到小我的驅使而變得狂妄自大，或因為缺乏自我認同而允許自己被人踐踏，以此讓別人喜歡你。你會執著於自己在別人面前所表現的模樣——包括外表身體上或其他方面。要不然就是變得完全不在乎，不想做任何努力。

當你的經歷或所做的事情跟你對自己的內在印象不符時，你可能會出現經常性的認知失調。一旦發生這種情形，你可能會做出某些行為來解除這種認知上的矛盾，比如：為那個失調的信念辯護、讓它更加鞏固（儘管事

實證明根本不是如此）。

太陽神經叢脈輪失衡可能導致不恰當的情緒行為，例如操縱和控制、霸凌或虐待，或是各種轉移技巧（deflection），例如迴避、退縮、被動式攻擊、或是與現實世界解離（dissociation）。成癮症、飲食失調或是自殘等自我傷害行為，也可能與太陽神經叢脈輪不平衡有關。

此外，如果你的太陽神經叢脈輪不平衡，你可能會覺得自己沒有價值、自卑和缺乏自尊自信。你可能會受到小我的驅動（ego-driven），不斷落入小我編造的故事當中，將自己這種失調狀態投射到別人身上，以此來轉移焦點。你會把自己的缺點歸咎於他人，然後幫自己的不當行為做辯護。通常，這種行為會使你無法為自己的選擇負起責任。很可能你會表現出一種漠然態度，且缺乏同理心。

在這種情況下，你往往會做出糟糕的決定，就算是很小的事情你也會猶豫不決，甚至根本沒有能力做選擇。或是可能出現相反情形，你會不經思慮、在衝動之下做出重大決定。

你要不是野心過大，就是缺乏抱負。如果是缺乏抱負，你可能會反覆出現「我沒什麼衝勁啊」這類語言。野心過大的人，為了達到自己的目的，往往會不惜一切代價，即使明知這樣會傷害到別人。

在身體層面，不平衡的太陽神經叢脈輪會表現為腹部、腎臟、肝臟和膽囊毛病，以及中背和下肋骨部位的問題。也有可能會有胰腺方面的疾病，比如糖尿病或胰臟炎。

次級脈輪：下心輪

◇◇◇◇◇◇◇◇◇◇◇◇◇◇◇◇◇◇◇◇◇◇◇◇◇◇◇◇◇◇◇◇◇◇◇◇◇◇

　　下心輪（lower heart chakra）是屬於次級脈輪，有時也稱為**「第二心輪」**（doubled heart chakra），位置在胸腔正中央的心輪與靠近劍突（xiphoid process，胸骨底部的小骨刺）的太陽神經叢脈輪之間。雖然心輪的主要顏色是綠色，不過下心輪因為有混到太陽神經叢脈輪的黃色或金黃色，綠色部分就變得比較淡。像是葡萄石這類黃綠色水晶，還有紫鋰輝或粉晶這類粉色水晶，都非常適合用來療癒這個小脈輪。

　　下心輪的主要功能跟情感關係之愛有關，無論是愛情，還是對家人朋友同事或動物的愛（跟心輪不太一樣，心輪比較是屬於無條件和精神層面的愛）。如果你希望平衡任何一種跟愛有關的關係，可以單獨針對心輪或下心輪、或是兩個脈輪一起處理。由於太陽神經叢脈輪掌管自我之愛，如果你想要把所有跟愛有關的議題都照顧到，那可以同時處理心輪（無條件和精神層面之愛）、下心輪（具體關係之愛）以及太陽神經叢脈輪（自我之愛）。

　　有一些水晶有助於同時平衡這三個脈輪，比如彩虹螢石（同時帶有粉、綠、黃三種色調）、綠簾花崗岩（unakite）和西瓜碧璽。你也可以使用精油來擴香，比如奧圖玫瑰（萃取自保加利亞大馬士革玫瑰）、快樂鼠尾草、或是佛手柑與少許檸檬精油混合，來幫助平衡心輪和太陽神經叢脈輪。

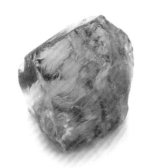

黃水晶
CITRINE

黃水晶是石英的一種形態,顏色從淡黃色到棕橙色不等。真正的黃水晶相對稀有,因此一般都是將紫水晶或煙晶用熱處理的方式來改變它的顏色,製造出黃水晶。要分辨這種熱處理的黃水晶有一個方法,就是看它是不是晶簇,或是顏色是否為深橘到棕黃色。天然黃水晶呈淡黃色,而且很少以晶簇形態出現。無論是熱處理、還是天然的黃水晶,在能量屬性上都類似,因此只要找到跟你有緣的就可以了。

能量屬性

黃水晶具有以下能量特性:

◆ 激發意圖
◆ 提供庇護
◆ 增強不夠活躍的能量

療癒屬性

黃水晶的療癒特性包括:

◆ 提升自我價值感
◆ 促進正向心態
◆ 提振熱情
◆ 協助做決策
◆ 幫助你區分慾望和需求
◆ 促進正常消化
◆ 阻擋負能量
◆ 協助保持動力
◆ 吸引財富並擴大繁盛
◆ 防止衝動
◆ 健全腎上腺功能

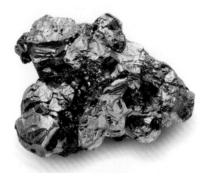

黃鐵礦
PYRITE

黃鐵礦是一種帶有金色光澤的礦物。早年許多金礦開採工人因此傻傻上當，以為自己挖到黃金，這就是為什麼黃鐵礦也被稱為「愚人金」（fool's gold）。黃鐵礦其實是一種硫化鐵，同時含有少量有毒的砷（arsenic，譯注：即俗稱的砒霜）。由於這種等軸晶體（isometric crystal）不溶於水，因此裡面所含的砷成分不太可能釋出，除非將整顆晶體加熱到極高溫度，才可能以氣體形式排出。**只要不把它放在熱源上加熱，都可以安心拿來作為療癒石使用。**

能量屬性

作為一種療癒水晶，黃鐵礦具有以下功效：

◆ 增強不夠活躍的能量　　　◆ 穩固接地

◆ 穩定能量波動　　　　　　◆ 促進整體身體健康

療癒屬性

作為太陽神經叢脈輪的療癒水晶，黃鐵礦具有以下功能：

◆ 穩定小我能量，讓你的生活和性格不受小我支配

◆ 穩定情緒　　　　　　　　◆ 激發樂觀心態

◆ 幫助你在做決定時更加務實　◆ 幫助你從他人的角度看事情

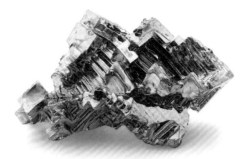

鉍礦
BISMUTH

如果你曾因胃部不適而服用過非處方藥次水楊酸鉍（Pepto-Bismol），那麼你就已經食用過鉍（bismuth）這個成分了。不過，跟乳狀、帶有薄荷味的藥物不同，鉍礦不是粉紅色的；它帶有金屬光澤，表面反射出彩虹光。鉍既是晶體也是礦物，同時也是化學元素的一種，符號是 Bi。較常見的外觀是側面帶有階梯的金字塔形狀。大多數的鉍晶體是在實驗室中製造出來的。

能量屬性

鉍礦具有以下能量特性：

- ◆ 激發意圖
- ◆ 增強不夠活躍的能量
- ◆ 幫助顯化

療癒屬性

作為療癒水晶時，鉍礦具有以下特性：

- ◆ 使所有脈輪彼此諧頻（因為帶有彩虹光）
- ◆ 減輕壓力感
- ◆ 中和過度活躍的小我意識
- ◆ 鎮定過度情緒化的狀況
- ◆ 淨化氣場
- ◆ 在你感到孤立或孤獨時提供支持
- ◆ 提升健康的自我價值感
- ◆ 平衡自私與無私
- ◆ 協助適應新環境
- ◆ 可以改善胃部毛病

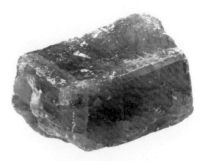

蜜糖方解石
HONEY CALCITE

跟橘色方解石（第86頁）一樣，蜜糖方解石的表面也非常光滑。
正如其名稱，它的外觀色澤就是金黃蜂蜜色。各種顏色的方解
石都非常適合用來作為解憂石，因為當你握在手中撫摸摩擦，
它的光滑表面可以為我們帶來舒緩效果。方解石是一種質地非
常柔軟的礦石，因此收存時務必小心，也不要跟其他水晶放在
一起，因為它的表面很容易刮傷，甚至可能整顆石頭碎裂。

能量屬性

各種顏色的方解石都具有相似的能量特性：

◆ 增強不夠活躍的能量　　◆ 平衡過度活躍或不夠活躍的能量
◆ 調和不和諧的能量　　　◆ 使能量集中
◆ 淨化負能量

療癒屬性

由於帶有蜜糖顏色，因此可作為太陽神經叢脈輪的療癒石，其
療癒特性包括：

◆ 幫助你負責任地使用你的　　◆ 幫助你放下小我驅動的控制
　權勢力量　　　　　　　　　　慾或操縱慾
◆ 防止不受他人操縱　　　　　◆ 激勵自尊自信
◆ 幫助有受虐經驗的人恢復　　◆ 幫助你克服障礙
　自我價值感

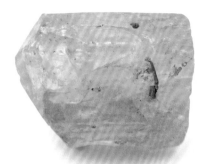

黃色磷灰石
YELLOW APATITE

磷灰石（apatite）是一種磷酸鹽礦物，顏色有黃色、藍色、綠色、棕色或粉色。最常見的顏色是鮮豔的藍綠色。不過，市面上還是找得到黃色磷灰石，有時也稱為「金色磷灰石」或「黃金磷灰石」，是一種透明的檸檬黃或金黃色晶體，經常被誤認為黃色拓帕石或黃水晶。雖然外觀看起來跟其他太陽神經叢脈輪礦石很像，但黃色磷灰石獨具純淨、強大的療癒特性，跟其他水晶非常不一樣。

能量屬性

黃色磷灰石的能量特性包括：

- 幫助顯化
- 刺激不夠活躍的能量
- 平衡能量

療癒屬性

黃色磷灰石的療癒特性包括：

- 激發創造力
- 幫助消除對自己或他人的負面情緒
- 提升自信
- 強化內在動力
- 改善消化系統
- 為你注入正能量和樂觀心態
- 讓你在社交場合更自在
- 激發外向性格
- 增強意志力
- 讓你放下對自己的憤怒情緒

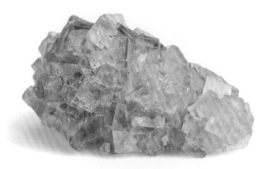

金色螢石
GOLDEN FLUORITE

螢石（fluorite 或 fluorspar）的顏色非常多樣，有時同一顆石頭就有多種顏色（比如彩虹螢石），但能夠協助療癒太陽神經叢脈輪的是金色螢石。螢石由氟化鈣組成，是一種質地非常柔軟的礦石，這也表示它很容易刮傷或碎裂，因此，收存時務必小心，不要跟其他水晶礦石放在一起，以免受損碰傷。從名稱即可得知，金色螢石呈半透明的金黃色，色調從淺黃到深金色，還有一些帶淺黃和深黃條紋。

能量屬性

每一種顏色的螢石都具有以下能量特性：

◆ 增強不夠活躍的能量　　◆ 穩固接地
◆ 穩定能量波動　　　　　◆ 促進全身療癒

療癒屬性

金色螢石的療癒特性包括：

◆ 調和各脈輪能量　　　　◆ 釋放過多的負能量
◆ 平衡小我意識　　　　　◆ 提高洞察力以做出更好的決定
◆ 將更高層次的覺知意識帶入決策過程中

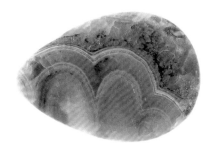

大黃蜂碧玉
BUMBLEBEE JASPER

實際看到大黃蜂碧玉，你就會知道它的名字是怎麼來的。跟碧玉一樣，大黃蜂碧玉也是不透明的，但顏色非常飽和鮮豔。雖然名稱叫大黃蜂碧玉，但它不含石英成分，因此技術上來說並不能算是碧玉。大黃蜂碧玉是火山熔岩的沉積物，內含多種礦物，包括方解石和黃鐵礦，因此外觀帶有黃色和黑色條紋。

能量屬性

大黃蜂碧玉擁有黃鐵礦（第 102 頁）和蜜糖方解石（第 104 頁）的能量特性，包括：

◆ 增強不夠活躍的能量　　◆ 平衡過度活躍或不夠活躍的能量

◆ 調和不和諧能量　　◆ 穩定能量波動

◆ 使能量集中　　◆ 淨化負能量

◆ 穩固接地　　◆ 改善身體上的毛病

療癒屬性

大黃蜂碧玉是太陽神經叢脈輪的療癒高手，其療癒特性包括：

◆ 幫你提振實現目標的動力

◆ 幫助維持太陽神經叢脈輪和生殖輪之間的平衡和連結

◆ 幫助你了解自己的動機和情緒

◆ 鼓勵個人自主權　　◆ 促進腹部區域的健康

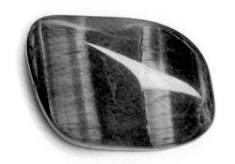

黃色虎眼石
YELLOW TIGER'S-EYE

虎眼石有三種顏色：黃色、藍色和紅色。適合用來作為太陽神經叢脈輪能量療癒的是黃色虎眼石。黃虎眼是一種不透明且帶有條紋的礦石，顏色從金棕色到金黃色，而且從石頭表面可以看到彷彿從內部透出一條閃耀的金光。這種光是某些礦物獨有的特性，稱為「貓眼效應」（chatoyancy），主要是因為礦石中含有石英和石棉成分，經過平行光的反射會出現一條明亮的光帶。**只要你是使用拋光打磨過的虎眼石，通常石棉含量極低，可以安心使用無妨。**虎眼石是一種微晶質石英礦物，產量豐富且價格適中，是絕佳的太陽神經叢脈輪水晶。

能量屬性

虎眼石的能量特性包括：

◆ 增強不夠活躍的能量　　◆ 激發意圖

◆ 幫助顯化

療癒屬性

虎眼石的療癒特性包括：

◆ 提升自信和自尊　　◆ 帶來明晰意識

◆ 做決策時可幫助排除情緒的影響力

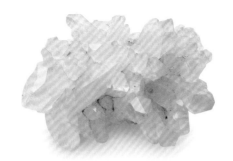

黃金療癒者水晶
GOLDEN HEALER QUARTZ

黃金療癒者水晶也是白水晶的一種，有些是因為內含天然氧化鐵，有些是表面有氧化鐵塗層，因而呈現淡黃色。在色澤上有的非常透亮、乾淨有光澤，如果是表面附有氧化鐵，看起來便會有點暗淡。雖然它在外觀上看起來跟黃水晶（第101頁）很像，但你還是分得出差別，因為黃水晶的顏色比較接近鮮黃色，而黃金療癒者水晶則是帶金菊色調，恰如其名。而且它不像黃水晶那樣容易取得，產量也極少，算是一種相當稀有的石英。

能量屬性

由於它是屬於石英晶體，因此黃金療癒者水晶的能量特性跟其他石英晶體相似，包括：

◆ 激發意圖
◆ 增強不夠活躍的能量
◆ 提供庇護

療癒屬性

黃金療癒者水晶的相關療癒特性包括：

◆ 平衡所有脈輪，將每一個脈輪的能量連結起來
◆ 保持小我的平衡，既不過度活躍也不至於活力不足
◆ 促進腎上腺分泌，有助緩解腎上腺機能不全的情形

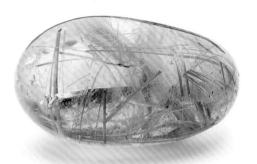

金紅石
RUTILE

金紅石主要成分是二氧化鈦,外觀呈金針狀。最常見的金紅石形態是內包於透明石英(白水晶)當中,呈金色條狀,我們稱為「鈦晶」(rutilated quartz,譯注:或稱「髮晶」)。如果是內包在透明石英中,石英晶體會放大金紅石的能量。不過有時也會看到極其罕見的情況,比如好幾股金紅石金線聚集成為集合體,呈現緻密塊狀。其實這些金線非常脆弱,需要小心保護,否則很容易損傷。大多數水晶商店販賣的都是內包金紅石的鈦晶,極少看到塊狀金紅石。

能量屬性

金紅石本身具有以下能量特性:

◆ 將負能量轉化為正能量　　◆ 吸引你想要的能量

如果是內包於透明石英當中,則多了以下能量特性:

◆ 激發意圖　　　　　　　　◆ 增強不夠活躍的能量

◆ 提供庇護

療癒屬性

金紅石的療癒特性包括:

◆ 促進對他人的理解　　　　◆ 保護你免受他人的操縱和控制

◆ 將負面情緒轉化為正能量　◆ 幫助你放下怨恨心態

◆ 淨化氣場

平衡脈輪的方式 3：冥想

冥想（meditation）是一種強大有效的脈輪平衡技巧。事實上，本書所有的脈輪平衡練習都是視覺化冥想（visualization meditations）。

關於冥想，有很多誤解。一談到冥想，通常大家最先聯想到、也最熟悉的就是正念冥想（mindfulness meditation），方法是靜靜坐著，讓思緒澄淨下來，然後清空念頭。雖然有些人熟諳此道，但對另一些人來說，這種練習經常帶來挫敗感，因為他們的腦中還是會不斷出現念頭，想東想西。

幸運的是，有許多冥想方法可以幫助你平衡脈輪。本書使用的「視覺化冥想」就是其中一種形式。此外，你也可以使用引導式冥想、從 YouTube 或手機應用程式找到每一個脈輪所對應的 solfeggio 聲波音頻（請參閱第 210 頁〈相關資源〉），或是使用咒語冥想，誦唸每一個脈輪的相應咒語來協助脈輪平衡。

有一種咒語冥想對於脈輪平衡非常有效，就是誦唸每一個脈輪所對應的種子咒（bija mantras），以此來活化脈輪。

種子咒來自《吠陀經》（Vedas，古代印度教的根本聖典），每一個種子咒都是單音節字詞，據說有活化與平衡脈輪之效。事實上，某些版本的脈輪符號正中央都印有梵文種子咒。以下就是每一個脈輪分別對應的種子咒（括號內是它的發音）：

- 海底輪：**lam**（lumm）
- 生殖輪：**vam**（vumm）
- 太陽神經叢脈輪：**ram**（rumm）
- 心輪：**yam**（yumm）
- 喉輪：**ham**（humm）
- 眉心輪：**om**（aumm）
- 頂輪：（靜默）

若要進行種子咒冥想，每一個咒語請誦唸 8 到 12 次，同時觀想對應的脈輪位置。

療癒太陽神經叢脈輪的冥想練習

以下這個視覺化療癒冥想可以幫助你平衡太陽神經叢脈輪，提升你的自信心，以健康的方式展現小我。根據我的觀察，幾乎每個活著的地球人都多少需要療癒太陽神經叢脈輪；日常生活對太陽神經叢脈輪的影響，往往比對其他任何一個脈輪的影響還要巨大，因此定期做練習，有益於讓太陽神經叢脈輪重新恢復平衡。這是因為日常生活的壓力會使腎上腺負擔過重，最後甚至可能導致腎上腺機能衰竭。此外，我們每天都在與人互動，做各式各樣的權力鬥爭、批判和批評，這些都會對我們的內在自我形成某種程度的打擊。你也可能在不知不覺中對自己太過苛刻，經常只看自己的錯誤之處，種種這些，都會折損你的整體能量。

你可以使用本章介紹的任何一種水晶礦石來進行這個視覺化冥想。

◆ 選擇一個不受干擾的地方，舒服地坐著或躺著。或是以任何讓你感到舒適的方式與地面進行能量連結。

◆ 開始冥想前，請先淨化你的水晶。（淨化方法請參閱第 42 頁）

◆ 如果你願意，可以使用檸檬、雪松或永久花精油來做擴香，或取其中一種精油 3 滴跟一茶匙基底油（比如甜杏仁油）混合，直接塗抹在上腹部靠近橫隔膜的太陽神經叢脈輪上，順時鐘方向按摩，以此來提升冥想效果。

◆ 你也可以播放 528 Hz 音頻的冥想音樂或 solfeggio 聲波音頻（請參閱第 210 頁〈相關資源〉），來進一步加強冥想與太陽神經叢脈輪能量平衡的效果。

◆ 如果你願意，可設定計時器，最少 5 分鐘，最長 20 分鐘。

準備就緒後，即可開始視覺化冥想。

1. 舒服地坐著，或是仰臥在地板上，雙臂和雙腿都不要交疊。

2. 將你選用的水晶放在太陽神經叢脈輪部位，雙手放在水晶上，讓它固定位置。

3. 做 3 次深呼吸，用鼻子吸氣，從嘴巴吐氣。

4. 觀想你身體四周圍繞著一圈金色光芒。用鼻子深吸一口氣，將金色的光吸進來，一路往下進入到你的太陽神經叢脈輪。然後屏息，慢慢數到 3，最後以鼻子吐氣。

5. 繼續用鼻子吸氣，用嘴巴吐氣，觀想這道金色光芒流入你的太陽神經叢脈輪，吐氣之前先屏息數到 3。每一次吸氣時，在心裡默想：「我選擇＿＿＿＿＿＿。」（寫下你覺得現在最能符合你最高利益的事情）你可以參考以下幾種想法，然後選擇其中一、兩個來做觀想：

◇ 喜悅　　◇ 仁慈

◇ 平和　　◇ 慈悲

◇ 動力　　　◇ 看重自己

◇ 富裕繁榮　◇ 愛自己

6. 每一次吐氣時，在心裡默想：「我放下＿＿＿＿＿。」
（寫下你不想要的東西，因為它不符你的最高利益）
你可以參考以下幾種想法，然後選擇其中一、兩個來
做觀想：

◇ 判斷　　　◇ 自我憎恨

◇ 辯解　　　◇ 自我批判

◇ 憤怒　　　◇ 疾病

7. 重複這樣做，至少做 7 次吸氣和吐氣。

8. 現在，觀想你的水晶發出金色光芒，然後穿過你的皮
膚，進入你的太陽神經叢脈輪。

9. 觀想那道金色光芒充滿你的太陽神經叢脈輪，然後隨
著你的呼吸運行到你全身，填滿你每一個細胞。

10. 觀想這道金光穿過你的皮膚往外發散，投射到宇宙
中，將你整個人完全包圍起來。

11. 在這道光中，讓自己完全放鬆，感受金色光芒帶來的
力量。

12. 完成之後，將注意力拉回到呼吸上。吸氣時，在心裡
對自己說：「我選擇感謝。」吐氣時，說：「我放下
冷漠。」這樣吸氣吐氣至少做 7 回。

13. 完成之後，就張開眼睛。

　　由於太陽神經叢脈輪經常需要特別照顧，因此我在
這裡給你一些功課，讓你在這個冥想結束之後還可以繼

續做練習。

首先，留意你內心的自我對話。觀察一天當中你有多頻繁地在批評自己，無論那個批評是大是小。當你發現自己正在做這件事，請告訴自己停下來，然後用正向思維來取代批評。舉例來說，如果你發現自己出現這樣的念頭：「我在社交方面真的很笨拙」，請用「我完全按照我的需要與他人建立社交關係」來取代原先的想法。每天持續不懈這樣做，可以幫助你維持太陽神經叢脈輪的平衡。

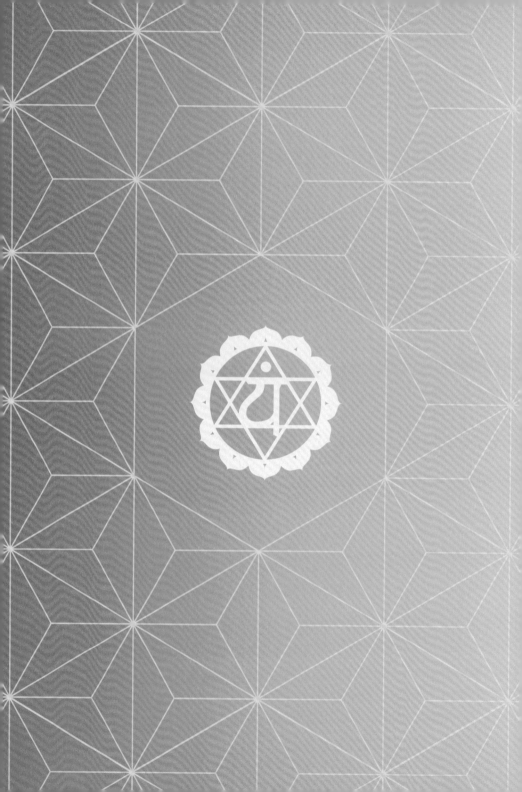

CHAPTER 6
心輪
THE HEART CHAKRA

心輪是前三個脈輪（下層脈輪）與後三個脈輪（上層脈輪）中間的橋梁；下層脈輪主要聚焦於有形肉體和人類俗世層面的問題，上層脈輪則主要關注以太能量或精神靈性層面的問題。這個脈輪的相應咒語是「我愛」（I love），這並不令人意外，因為心輪就是愛的核心，無論是浪漫愛情關係、工作夥伴關係、親子關係、友誼，還是無條件的愛和靈性之愛，都是心輪所掌管。這裡就是你生命存在的中心點，構成你這個人的每一部分全都會在這裡聚合，形成你的肉體之我與精神之我的根基。

在這一章，你將深入認識你的心輪。你會了解它的所有功能以及它所掌管的身體部位。你也會學習到當心輪運作良好時是什麼樣子，以及當這個脈輪的能量過度活躍、不夠活躍或受到阻塞時會出現什麼情況。

認識心輪

心輪位於你胸部正中央的心臟附近，也稱為「第四脈輪」，梵語是「**Anahata**」（**阿那訶怛**）。它的顏色是綠色，對應元素是風元素，符號是一朵綠色的十二瓣蓮花。相應咒語是「我愛」。

心輪是愛的能量中心，所有跟愛有關的事情，比如善良、慈悲、同理心，都跟這個脈輪相關聯。它是你與地球所有生命建立情感連結的著力點，同時也是你內心生起「萬物一體」感的根本來源。雖然位於它下方脈輪的人類小我（ego）對人的愛是有條件的，但你的靈魂本我（Soul-self）的愛卻沒有任何條件，當你連結你的心輪能量，你就能再次與無私的愛連結，無條件地付出和接受。

心輪還包括其他面向：

◆ 寬恕自己和別人

◆ 能夠衷心接納，別人的人生道路和選擇對他們來說是最適合的

◆ 有辦法以慈悲之心對待別人

◆ 有辦法對別人感同身受，而且做出相應的行為

◆ 有辦法以慈悲心來做選擇

◆ 渴望自我成長與轉化，願意在必要時做出改變

在身體層面，心輪影響的部位包括：

◆ 心臟和肺臟

- 循環系統（心血管系統）
- 中背部
- 胸腔
- 胸骨
- 乳房／胸部
- 上肢，包括肩膀、上臂、前臂、手掌和手指

平衡的心輪

當你的心輪處於平衡狀態，你會對他人生起同理心和慈悲心。當你注意到某人或某件事受到傷害，你會慈悲地伸出援手，帶著同理心提供對方支持。如果你的心輪處於平衡狀態，你會適度同理別人，而不會過度移情。你會保持對他人的同情和關心，同時照顧自己的情緒平衡，不會將別人的痛苦當作是自己的痛苦。

對於跟你不同命運、陷入人生困境的人，你能夠感同身受，也願意伸出援手。同樣的，當你覺得有需要時，你也願意接受別人的幫助，並心存感激。

別人雖可能傷害你，但如果你的心輪處於平衡狀態，你能夠原諒對方。當你受到傷害或經歷親人離世，你一樣會悲傷，但你會以健康的方式經歷悲傷情緒，真正去面對和處理它，這樣情緒就不會卡住，或導致機能失調。

你選擇健康的情感關係，即使在一段關係結束後，你依然能對那些在你的生活中扮演重要角色的人保有愛意和感謝。你擁有各式各樣的人際關係形態，而且你對

這些關係感到滿意，因為在這些關係當中，你與對方的付出和接受都是平等的。你能與朋友、家人和事業夥伴建立健康與穩固的關係，不會相互依賴或失衡。但是，當這些關係變得不是那麼讓你安心時，你也能辨識出來，你會帶著愛而不是憤怒或怨恨的情緒離開，而且你這樣做是因為你珍愛自己。

你對美和喜樂抱持一種健康的欣賞態度，而不會過度執著。你因此對藝術有一種深刻的鑑賞能力，同時也能欣賞地球上一切生命與大自然之美。基於對自然之美的尊重，你小心翼翼地在這個星球上行走，同時也小心翼翼地呵護你的人際關係，希望他們可以永保美麗的面貌。

在身體層面，你的呼吸與心臟功能都很健全。你的呼吸聲音很乾淨，而且心血管功能也很健康。你尊重自己的身體，並帶著關愛之心對待它。

失衡的心輪

心輪如果失衡，你可能會變得缺乏同理心或慈悲心，或是變成過度同情和濫情。如果共感過強，你可能會把別人的痛苦和感受當作自己的感受，結果影響到自己的身體、情緒和精神健康。如果缺乏同理心，你可能會對別人漠不關心，不在乎別人幸不幸福。

你也可能會變成一個容易發怒或心懷怨恨的人，寬恕對你來說可能非常困難。由於這種感覺會持續存在很長一段時間，你的痛苦可能會越來越深。雖然這種痛苦

可能只針對一、兩個人，但無可避免還是會影響到你跟其他人的關係。

心輪不平衡可能會導致你變得很容易生氣，哪怕只是非常微不足道的事情，都可能會讓你對別人發出猛烈的攻擊，或是懷疑別人，導致你跟對方的關係變得很差，甚至發展成不健康的關係。

另一種情況是，你可能會過度投入這段關係，以致失去自我，結果變成一種相互依賴或虐待式的關係。心輪不平衡的父母親，可能會發現自己被貼上「直升機父母」的標籤（譯注：像直升機一樣老是盤旋在孩子上空，過度保護或干涉小孩），要不然就是完全相反，變成冷漠的父母，對小孩疏於照顧。

跟朋友之間也可能變得很難相處，無法維持平衡關係。事實上，由於心輪不平衡，你可能會在人際關係中變成只是一味付出而不願意接受，或是相反，只想接受而不願付出。結果，你不是變成自戀的虐待者，就是變成永遠都在需索的人，視心輪失衡的性質而定。

在身體層面，如果你的心輪失衡，可能會導致一連串的健康問題，包括高血壓、心臟病（或其他心臟毛病）、鬱血性心衰竭（congestive heart failure）、肺病、呼吸系統疾病、或心血管方面的問題，比如冠狀動脈疾病或血液循環不良。也可能出現其他問題，像是乳房和胸部方面的疾病，以及肋骨、上肢和上胸部區域疼痛或功能障礙。

次級脈輪：上心輪

◇◇◇◇◇◇◇◇◇◇◇◇◇◇◇◇◇◇◇◇◇◇◇◇◇◇◇◇◇◇◇◇◇◇◇◇◇◇

上心輪（higher heart chakra）也稱為「胸腺脈輪」（thymus chakra）。它的位置在你的身體中線上，介於心輪與喉輪之間。也有人稱為**「以太之心」（etheric heart）**。

下心輪掌管愛情和關係之愛，心輪處理各種形式的愛，上心輪則與以太或神性之愛相關聯。這裡是你跟宇宙和本源能量的無條件之愛連結的地方。

由於它是連接喉輪和心輪的橋梁，因此，在上心輪這個部位，你能夠找到適當方式透過語言、行動和實踐（比如祈禱或咒語），與人進行良好的溝通交流。如果你跟所有人都很難相處，各種人際關係都很難維持帶有愛意的溝通，那麼你可以針對上心輪來做療癒，以此改善你的人際溝通。

由於位置在喉輪和心輪之間，因此脈輪的顏色是綠色，但帶有偏藍色調，比如土耳其藍或藍綠色。這表示你可以使用藍綠色的石頭來療癒這個脈輪，例如綠松石、磷灰石、矽孔雀石或綠玉髓（chrysoprase, 或稱「澳洲玉」）。將它們放在你的喉輪和心輪之間的位置上，並觀想該部位充滿藍綠色的光。

你也可以使用 F#（升 F）的聲音頻率、也就是 740 Hz 聲波音頻來做療癒。可以直接發出這個音，讓它在你的上心輪中產生振動共鳴，或是利用頌缽之類的樂器來奏出這個音。用絲柏精油來擴香也頗有幫助。

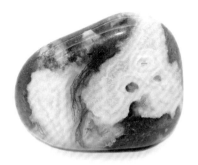

苔蘚瑪瑙
MOSS AGATE

苔蘚瑪瑙的外觀恰如其名，是一種看起來像長滿苔蘚的綠色半透明礦石，產量豐富且價格親民。每次看到它，總會讓我想起行走在森林中的景象。苔蘚瑪瑙是真正的瑪瑙，是一種微晶質石英。苔蘚瑪瑙與自然界息息相關，是一種能夠激發人們欣賞美麗事物、尤其是地球之美的礦石。它能促進新事物開展的動力，尤其在感情關係上，它是一種非常可愛而且帶有溫柔愛意的愛情石，可以刺激你的心輪能量。

能量屬性

苔蘚瑪瑙的能量特性跟所有石英、瑪瑙和玉髓相近，包括：

◆ 增強不夠活躍的能量　　◆ 激發意圖

◆ 幫助顯化

療癒屬性

苔蘚瑪瑙具有多種療癒特性：

◆ 修復人際關係　　　　　◆ 促進寬恕

◆ 強化人際合作　　　　　◆ 提升對地球的愛

◆ 激勵你以慈愛為基礎來　　◆ 幫助你成為能夠接受他人
　採取行動　　　　　　　　好意的人

◆ 改善血液循環

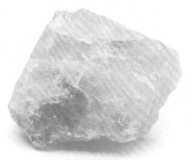

粉晶
ROSE QUARTZ

粉晶（薔薇石英）是一種近乎透明至半透明的水晶，是粉紅形態的石英，顏色範圍從淺粉色到深紅色。它散發出平和、善良、同理心和慈悲的能量，是一種充滿愛的能量的石頭，無論是對愛情或其他形式的無條件之愛都適用。粉晶產量豐富且價格親民。

能量屬性

粉晶的能量特性包括：

- 增強不夠活躍的能量
- 幫助顯化
- 激發意圖
- 為不協調的能量帶來和諧

療癒屬性

粉晶的療癒特性非常多，包括：

- 激發慈悲心
- 促進寬恕
- 協助修復人際關係中的困難
- 促進親密關係
- 放大愛的感覺
- 幫助你更有同理心
- 釋放憤怒和負能量
- 緩和悲傷
- 深化帶有愛意的溝通
- 具有保護作用，阻擋環境的汙染

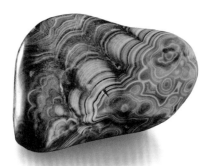

孔雀石
MALACHITE

孔雀石是一種能量非常強大、完全不透明、帶有綠色紋路的礦石，對於心輪能量過度活躍的人特別有好處。如果你很容易對人過度同情，或是跟人形成相互依賴的關係，孔雀石一定可以為你帶來益處。因含有銅成分而呈現鮮豔的綠色，數世紀以來一直被當作銅礦來開採。由於取得容易，價格又親民，因此成為相當受人喜愛的心輪療癒石。

能量屬性

孔雀石具有強大的庇護力，事實上，庇護避邪就是它的主要能量特性，但也能平衡或吸收過度活躍的能量。

療癒屬性

孔雀石的療癒特性包括：

◆ 吸收負能量

◆ 平衡各種極端情緒

◆ 使你免於陷入憤怒、悲傷、痛苦和其他負面情緒中

◆ 吸收憤怒情緒，帶來寬恕

◆ 為共感人（empaths）提供情緒上的保護

◆ 提升在人際關係中承擔情感風險的意願

◆ 放下對愛的抗拒

◆ 保護你免受電磁波汙染

◆ 提升博愛能量

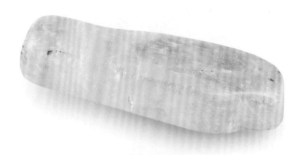

紫鋰輝
KUNZITE

紫鋰輝是礦物**鋰輝石**（spodumene，一種含有鋰、鋁、矽和氧的礦物）的一種形態。顏色為半透明的粉紅色到淡紫色，粉紅色是因為含有錳。紫鋰輝帶有一種和善、柔軟、柔順、慈愛的能量；對於身為父母的人來說，這是一種非常棒的療癒石，因為它能促進父母與孩子間的無條件之愛與聯繫。它也是一種能夠激發人們深度慈悲心的石頭，對於缺乏同情心的人非常有幫助。

能量屬性

紫鋰輝具有驚人的強大能量特性：

◆ 增強陰性（女性、沉思內省）能量
◆ 提高振動頻率　　　　　　　　◆ 調和作用

療癒屬性

紫鋰輝是我最喜歡的心輪礦石，因為它具有溫和能量與療癒特性，包括：

◆ 溫和疏通情緒能量　　　　　◆ 散發慈悲能量
◆ 帶來內在平靜　　　　　　　◆ 清除創傷後的殘留情緒
◆ 使你能夠深深珍愛自己　　　◆ 助你真心與人溝通交流
◆ 增強與他人以及靈性層界的連結　◆ 調節血液循環

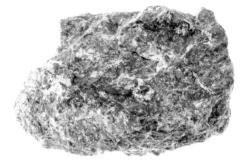

蛇紋岩
SERPENTINE

蛇紋岩不是單一礦石，而是綠色礦物群，外觀顏色包含淡黃綠色到青苔綠。它的顏色也暗示了蛇紋岩這個名稱的由來：因為蛇的皮膚是綠色的。蛇紋岩屬於一種變質岩，內含各種礦物，包括鎂和矽酸鹽、以及各種內包礦物質，讓它的外觀呈現綠色。你有時也會看到它被稱為「無限石」（Infinite）、「蜥蛇紋石」（lizardite）或「新玉」（new jade）。它通常來自地球深層的地幔（mantle），因此也是一種具有高度接地效果的礦石。

能量屬性

蛇紋岩的能量特性包括：

- ◆ 穩固接地
- ◆ 淨化和清除
- ◆ 平衡能量
- ◆ 修復身體

療癒屬性

蛇紋岩具有多種療癒特性：

- ◆ 將心輪能量與有形肉體連結起來
- ◆ 促進寬恕
- ◆ 促進對地球的愛
- ◆ 平衡和淨化所有脈輪

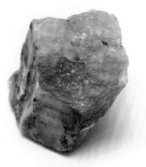

祖母綠
EMERALD

祖母綠是屬於綠柱石家族的一員。**綠柱石（beryl）**是一種含鈹礦物，其他像是摩根石（morganite）、海藍寶（aquamarine）和矽鈹石（phenacite），也都屬於綠柱石。祖母綠的顏色來自其內含釩或鉻成分（有些兩種皆有）。所有的綠柱石振動頻率都非常高，祖母綠也不例外。由於產量相對稀少、振動頻率高，因此在價格上可能非常昂貴。不過，如果是要當作療癒晶石來使用，還是可以找到未經打磨切割的原礦碎片，價格上比較好入手，實際效果也很好，因為祖母綠是非常強大的心輪療癒石。

能量屬性

祖母綠的能量特性包括：

◆ 增強不夠活躍的能量　　◆ 激發意圖

◆ 幫助顯化

療癒屬性

粉晶較擅長處理心的情緒面和精神面，而祖母綠不僅有助於改善生理上的心臟毛病，還具有以下療癒特性：

◆ 平衡情緒，幫助療癒破碎的心　　◆ 促進真誠相待的情感關係

◆ 讓愛的感覺長久持續　　◆ 協助修復生理上的心臟問題

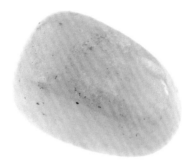

東陵玉
AVENTURINE

東陵玉是一種內含石英的晶礦，外觀看起來會有閃閃發光的砂金效應，主要是因為它內部的雲母（mica）成分，稱為「鉻雲母」（fuchsite），因此看起來會有部分閃光。東陵玉有各種不同顏色，其中以綠東陵產量最豐富，也是一種心輪療癒石。顏色範圍從非常淺的綠色到深綠，透明度則從幾乎不透明到半透明。

能量屬性

由於東陵玉含有石英和長石成分，因此也具有這兩種礦石的能量特性：

◆ 平衡過度活躍或不夠活躍的能量　◆ 抵擋負能量或有害能量

◆ 增強不夠活躍的能量　◆ 激發意圖

◆ 幫助顯化

療癒屬性

東陵玉是一種多功能的心輪療癒水晶，具有多種療癒特性：

◆ 提升慈悲心　◆ 加強同理感受

◆ 平衡過度濫情或過度共感的能量　◆ 消解憤怒

◆ 幫助化解痛苦和怨恨　◆ 促進寬恕

◆ 療癒破碎的心

◆ 平衡心的實體面與情緒面之能量

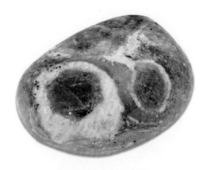

鉻雲母與紅寶石共生
RUBY IN FUCHSITE

鉻雲母與紅寶石共生，感覺像是買一送一的水晶。一塊石頭中同時含有兩種晶體，是因為紅寶石經常與鉻雲母或黝簾石（zoisite）共生，因此兩者也帶有相似的能量特性。外觀呈淡淡的乳綠色，內包物則是粉紅色到紅色。綠色部分是鉻雲母，粉色部分是紅寶石，兩種礦石都有助於平衡心輪能量。與上頁的東陵玉一樣，鉻雲母也具有砂金效應，因此外觀看起來會有微微的閃光效果。

◇◇

能量屬性

鉻雲母與紅寶石共生同時帶有紅寶石和鉻雲母的能量特性：

◆ 提供庇護
◆ 增強不夠活躍的能量
◆ 幫助顯化
◆ 吸收過度活躍的能量
◆ 激發意圖

療癒屬性

鉻雲母與紅寶石共生的療癒特性包括：

◆ 清除阻塞的心輪能量
◆ 增進浪漫愛情感受
◆ 幫助消除負面情緒，例如憤怒和苦悶感
◆ 協助平衡人際關係中的權力控制狀態
◆ 促進無條件的愛
◆ 將負能量轉化為正能量
◆ 為過度共感或過度濫情的人提供力量和保護
◆ 降低相互依賴

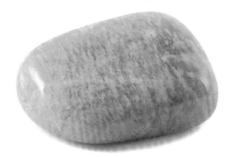

天河石
AMAZONITE

天河石是一種光滑如蠟、帶有高光澤度的石頭,顏色從淺綠色到藍綠色。漂亮的藍綠色有助於為人際溝通帶來更多愛的能量,因此是一種非常棒的上心輪療癒石,但同樣適合用於整個心輪區域。兩性交往時,想要在彼此關係中找到更多意義、或是想要穩定下來成為長遠關係的伴侶,都非常適合使用天河石。

能量屬性

天河石具有以下能量特性:

◆ 平衡過度活躍或不夠活躍的能量

◆ 抵擋負能量

◆ 遏制失控的能量

療癒屬性

天河石的療癒特性包括:

◆ 促進愛的溝通

◆ 幫助消除對承諾的恐懼

◆ 協助在情緒創傷後帶來平衡和安撫

◆ 促進寬恕

◆ 促進伴侶間誠實相待

◆ 放下痛苦和怨恨

◆ 安撫失控的憤怒情緒

◆ 增強愛的意圖

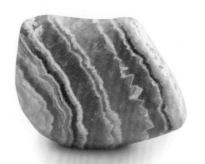

菱錳礦
RHODOCHROSITE

菱錳礦有非常鮮豔的粉紅色與不透明外觀，你絕對找不到另一種心輪療癒石的外觀和作用效果跟它一樣。它不是溫和文靜的寶石；雖然帶有淺粉色條紋，但大部分是非常吸睛的鮮豔粉色。心臟較弱的人可能不適合使用，因為它的作用力非常強大，能夠迅速帶來改變。它也是一種無需太多技巧即可上手的水晶，但它的療癒效果絕對不會讓你失望。通常在一般水晶商店都可以找到大塊菱錳礦，但它其實是一種相當稀有的水晶。

能量屬性

菱錳礦的能量特性是作用力迅速而且強大：

◆ 增強能量　　　　　　　　　　◆ 幫助顯化

◆ 身體面和情緒面都充滿活力能量

療癒屬性

菱錳礦用在心輪上相關的療癒特性包括：

◆ 激發愛與浪漫愛情的熱度　　◆ 打開心扉

◆ 增強心臟能量　　　　　　　◆ 釋放憤怒和痛苦感

◆ 釋放壓抑的怨恨　　　　　　◆ 協助將壓抑的情緒痛苦直接帶到表面，將它釋放

平衡脈輪的方式 4：正向肯定語

對於平衡脈輪能量，正向肯定語（affirmations）是一種非常強大有效的方法，無論你選擇要過什麼樣的生活、或是任何對你人生道路有益的事情，都能藉由正向肯定語將它們實際顯化成真。很多人利用正向肯定語有效地改變了他們的生命，而且對於不擅長做冥想的人來説，正向肯定語是另一種非常好的選擇。甚至也有一些人利用這個方法改善了自己的冥想能力。

什麼是正向肯定語？就是把你的選擇以正面表述的方式陳述出來。通常是將它寫下來、在腦中默想、或是將它大聲説出來（或以上方式的組合）。使用正向肯定語時，務必記得以下幾個重點：

◆ 它們是一個陳述句，把你選擇要什麼、以及選擇不要什麼，用一句話陳述出來。

◆ 當你在陳述這句話的時候，要像這件事已經實際成真。也就是説，你要用「我是 ……」或「我有 ……」這樣的句型來説話，而不是説「我想要 ……」。

◆ 句子當中要包含感謝。

以下是針對每一個脈輪，用「我是 ……」句型來做正向肯定語示範：

海底輪：「我很感謝我現在感到安全、安心、而且穩固接地扎根。」

生殖輪：「我感謝我擁有富裕和創造力。」

接續下頁

太陽神經叢脈輪：「我感謝我對自己的愛深層而且持久。」

心輪：「我感謝我能付出和接受無條件的愛。」

喉輪：「我感謝我能誠實而清晰地表達自己。」

眉心輪：「我感謝我從宇宙中獲得的洞察力。」

頂輪：「我感謝能與本源能量連結。」

請把這些肯定語加入你的日常生活功課。閉上眼睛，觀想每一個脈輪，然後大聲説出或在心中默想這句肯定語。 每天這樣做一次或兩次，可以常保脈輪平衡。

療癒心輪的冥想練習

心輪失衡通常是由人際關係中的傷害引起的。因此，透過視覺化冥想法來療癒這個傷害，有助平衡這個重要的能量中心。平衡心輪可以讓你在各種類型的人際關係中變得更有愛、更富有慈悲心、更活在當下，不會因為情感上的相互依賴或過度同情而失去你所有的能量。

這個引導式視覺化冥想，是要幫助你釋放過去關係中存在的傷害，將那些讓你卡住、或是使你遲滯不前的負面能量全部釋放出去，藉此來恢復心輪的平衡。在釋放憤怒的同時，也把愛和寬恕帶進來。這個方法是利用水晶的振動頻率來影響你的心輪頻率，同時藉由視覺化冥想和咒語來強化你的意圖。在這段視覺化冥想中，你

會聚焦在一段過去的痛苦關係，不過你也可以針對其他事件，重複做這個練習。

　　你可以使用本章介紹的任何一種水晶來進行這個視覺化冥想。

◆ 選擇一個不受干擾的地方，舒服地坐著或躺著。或是以任何讓你感到舒適的方式，與地面進行能量連結。

◆ 開始冥想前，請先淨化你的水晶。（淨化方法請參閱第 42 頁）

◆ 如果你願意，可以使用奧圖玫瑰或茉莉精油來做擴香，或取其中一種精油 3 滴跟一茶匙基底油（比如荷荷巴油）混合，直接塗抹在心輪部位，順時鐘方向按摩，以此來提升冥想效果。

◆ 你也可以播放 638 Hz 音頻的冥想音樂或 solfeggio 聲波音頻（請參閱第 210 頁〈相關資源〉），來進一步加強冥想與心輪能量平衡的效果。

◆ 如果你願意，可設定計時器，最少 5 分鐘，最長 20 分鐘。

　　開始冥想前，想一下你希望療癒你跟誰的關係，在腦海中觀想這個人。

1. 舒適地坐著或躺著。雙手放在心輪上，將水晶置於雙手下方的胸口中央。

2. 做 3 次深呼吸，用鼻子吸氣，從嘴巴吐氣。

3. 現在，深呼吸，同時觀想自己置身於一個充滿翠綠植物和美麗粉紅花朵（比如牡丹和玫瑰）的花園中。

4. 你注意到，有粉紅色蝴蝶在空中飛舞，空氣裡瀰漫著玫瑰的香味。花園寧靜祥和，你感覺很安全、很舒適，覺得自己無條件地被愛著。

5. 隨你喜歡，想要在這個空間待多久都可以，將整個花園的空氣吸進來。當你感受到自己完全被愛、內心充滿愛與平靜，請將注意力轉到你的心輪。

6. 把你從花園吸進來的能量送到你的心輪。當你這樣做時，你注意到你雙手下方胸口中央的水晶散發出綠色或粉紅色光芒，射進你的心輪，與心輪的綠色光芒相結合，讓你整個人充滿深深的愛。

7. 現在，你看到你所想的那個人走進花園，靜靜坐在你身邊。

8. 做一次深呼吸，同時在心中默想：「我將愛吸進來。」將這股氣息吸入你的胸腔，與那裡的光相互結合。

9. 吐氣時，在心中默想：「我原諒。」現在，讓你心中的任何負面情緒隨著吐氣吐出來，進入這座花園，在這裡被吸收。

10. 現在，把注意力集中在跟你一起在花園裡的這個人身上。在心中默想，然後說出：「我愛（對方的名字）。」將氣吸入你的心輪，讓這句話在這裡與愛的能量融合在一起。然後吐氣，在心中默想：「我原諒（對方的名字）。」觀想你對那個人的所有憤怒和怨恨都向外流入宇宙中。這樣重複做 3 遍。

11. 再次吸氣，像先前一樣說「我愛（對方的名字）」，

將氣吸進你的心輪。吐氣時說「我放下（對方的名字）」，然後將你心中殘留的傷害或憤怒感全部吐出到空氣中，讓它們在那裡被吸收。這樣重複做 3 遍。

12. 現在，雙手仍放在胸前，看著花園裡坐在你身邊的那個人。如果你看到你跟對方之間仍然有能量連結的帶子，請觀想你用一把大剪刀把中間的帶子剪斷，然後觀想那個人被粉紅色、充滿愛的光芒包圍，慢慢從你身邊飄走，越飄越遠。

13. 現在，把注意力帶回呼吸上，讓注意力回到你身體上。你看到從你心輪發出綠色和粉色光芒，將你整個人完全填滿，然後向外擴散進入宇宙。

14. 完成後，即可張開眼睛。

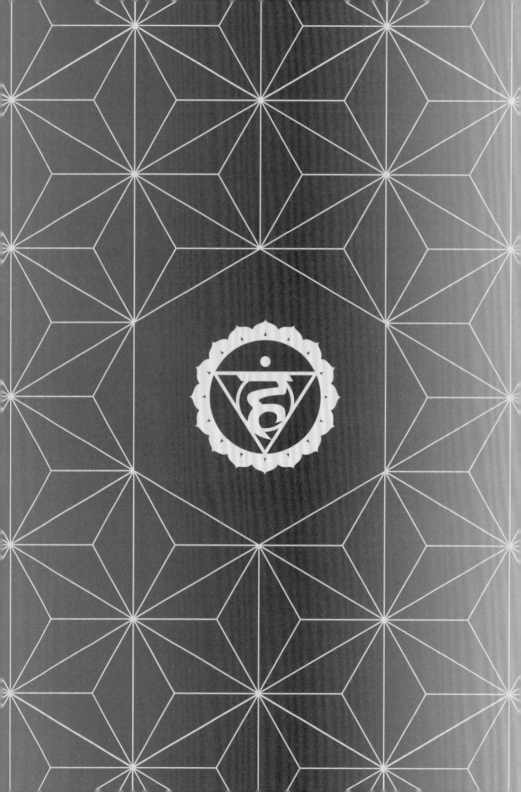

CHAPTER 7
喉 輪
THE THROAT CHAKRA

喉輪是你的自我表達與溝通中心。無論是想要將生殖輪的創意概念具體實踐出來,還是想要勇敢清晰地說出你的真心話,或是傾聽他人的聲音、與人真誠溝通,都能藉由喉輪的主要咒語「我表達」(I express)而得到加持。但這個表達並不僅限於來自喉輪的口語或聲音的傳達;任何形式的自我表達都包括在內,無論是以何種方式呈現。它可以是一幅畫、一首歌、或擔任志工等人道主義活動。無論你是用哪一種方式來表達自己,它都來自你的喉輪。

在這一章,你會深入探究你的喉輪,認識它的功能及主掌的身體部位,還有喉輪處於平衡狀態是什麼情況,當它過度活躍、不夠活躍或阻塞時又是什麼情況。

認識喉輪

喉輪位於甲狀腺正上方的喉嚨中央，也稱為「第五脈輪」，梵文是「Vishuddha」（**昆修達**）。它的振動頻率顏色是藍色，對應元素是以太（ether，譯注：或稱「空元素」）。它的符號是一朵藍色的十六瓣蓮花。從它的位置和主要功能即可得知，它的相應咒語就是「我表達」。

你的喉輪是你儲存和分享個人實相的能量空間。這裡也是你從宇宙接收真理的地方，而且會驅動各種形式的表現，比如身體動作、視覺藝術、書寫藝術、以及日常對話等。祈禱、真言咒語和正向肯定語都必須透過你的喉輪，你的內心對話、各種商業交流、愛的表現、感情和其他情緒的表達，也無一不是透過喉輪的能量。

其他從喉輪產生的能量還包括：

◆ 清晰溝通的能力
◆ 了解和傳達個人願望
◆ 真實或不真實的表達
◆ 對自己和別人的判斷和批評
◆ 傾聽別人和聽到他人真實情況的能力
◆ 個人道德誠信
◆ 遵從你的神聖計畫之意願

在身體層面，喉輪主掌以下部位：

◆ 喉嚨
◆ 頸部

- ◆ 下顎
- ◆ 耳朵
- ◆ 舌頭和牙齦
- ◆ 甲狀腺
- ◆ 副甲狀腺
- ◆ 下視丘
- ◆ 食道

平衡的喉輪

當你的喉輪處於平衡狀態，你可以輕鬆且清晰地以你最喜歡的方式表達自己。雖然你在某些方面的表達方式可能較為激烈，但會依不同情況來決定不同的表達方式。你也願意、而且能夠不帶評斷地傾聽別人真正要表達的內容。

在言語交流中，你說話清晰、簡潔、而且真誠。因為你對自己正在溝通的內容充滿自信，所以你說話時不會出現不自主的抽搐聲音或多餘的修飾語，比如：「你知道我的意思嗎？」或「你聽得懂嗎？」之類的問題。

你是一個很好的傾聽者。你能聽到對方在表達什麼、也能夠理解，而且不覺得有必要打斷對方說話或反駁對方，因為你清楚知道別人認為的真理可能與你的不同，而且你對這些差異持開放態度，也能理解差異點在哪裡。

正因如此，你既不批評也不評斷別人，當有人向你提出建設性批評時，你也不會受傷。如果你覺得有人對

你的批評不公允，你也不會掀起情緒。相反的，你會認知到，別人怎麼看你是他們的事，與你無關，因此你覺得沒有必要去糾正他們對你的任何錯誤印象。

個人道德誠信對你來說很重要，你能清楚說出並實踐你的真理，同時接受別人有他們自己認定的真理。當有人失去道德誠信，你也會有所意識，但你知道那只是他們人生旅途的一部分，你無需去控制它或改變它。

在精神層面，你願意遵循神聖方向的指引，一旦你認知到這樣做最符合你的福祉，你就會放下你的個人意志和小我驅動的意見。

在身體層面，你的聽力很好，口語聲音清晰，音量適中。你的甲狀腺處於平衡狀態，口腔、喉嚨和牙齦都很健康。你的下顎和頸部沒有緊繃感或疼痛。

失衡的喉輪

當你的喉輪失衡，你可能會發現，雖然你有很多創意，但你缺乏意願和能力將它們表達出來。因此，就算你腦子裡有各式各樣很棒的點子，你也可能會覺得創意「受阻」。

你與真相之間的關係可能會很脆弱，或是，你可能無法辨識別人告訴你的話到底是真是假。你的道德誠信感也可能有點模糊、薄弱；你可能會經常為自己的選擇和行為辯解，因為當你所聲稱的價值觀與你的實際行為不一致時，你會用這種方式來降低你所經歷到的認知失

調感。

你可能會對別人非常挑剔，而且對於別人的批評太過敏感。你經常喜歡品頭論足，喜歡講八卦，到處糾正別人的錯，而且還會到處跟人說。在談論你自己、別人、以及你所處的情況時，你經常使用「應該」和「不應該」這類詞彙。

在談話中，你會一直在想接下來要說什麼、或如何回應對方，沒有真正傾聽對方在說什麼。結果可能經常導致誤解、無法有效溝通。你可能會一直講個不停，讓別人無法插話，要不然就是太過安靜，根本不願意參與對話，免得自己說錯話。

你說話時可能會出現很多不自主的語言，例如：「嗯」和「你知道的」，甚至可能出現言語和溝通問題，比如口吃、說話結結巴巴。

在身體層面，當你的喉輪失去平衡，你可能會出現一連串的毛病。例如，你可能會有口腔方面的問題，比如口臭、牙齦問題、牙齒問題或口腔潰瘍。你可能會有甲狀腺功能亢進或低下的問題，或是其他喉部毛病，比如淋巴結腫大或經常喉嚨痛。你可能還會出現頸部和下顎疼痛的情況，例如顳顎關節疾病（TMJ）或緊張性頭痛。

次級脈輪：頸後脈輪

◇◇◇

頸後脈輪（zeal point chakra）也稱為**「夢想之井」**（**Well of Dreams**）或**「神之口」**（**Mouth of God**），位置在頭骨底部與頸部相接處，凹下去的地方就是頸後脈輪。它是一個次級脈輪，振動頻率的顏色是洋紅色。

頸後脈輪結合了喉輪和眉心輪的能量，能促進我們與神的溝通。它可以讓你透過冥想、覺知練習、意識改變狀態、或是夢境中接受神的指引。同時因此讓你更勇於表達自己的真實情況，因為那也是神性的一種表達。

喉輪的能量讓你能夠勇於表達個人實相，而頸後脈輪則是將你的個人實相與神聖真理融合在一起。以藝術繪畫、寫作、演說、和其他表達方式來接通神聖旨意的人，他們的頸後脈輪必須非常平衡，而且運作良好，這樣才有辦法將神聖訊息和他們自己的表達方式結合起來。

如果要活化與平衡你的頸後脈輪，幫助你更容易表達神聖真理，可以使用異性石（eudialyte）、粉色螢石、或是同時擁有高彩度藍、紫、粉的彩虹螢石。你可以將這些石頭做成耳環來佩戴，或將它握在非慣用手進行冥想。冥想時，可觀想粉紅色的光注入你的後頸與你的頭骨相接的地方。你也可以使用乳香或佛手柑精油擴香，來活化這個部位的能量。

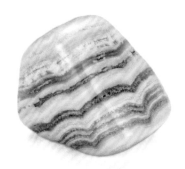

藍紋瑪瑙
BLUE LACE AGATE

帶有淺藍與深藍條紋的藍紋瑪瑙，呈現出一種讓人感到平靜舒緩的藍。它是一種微透明（semi-translucent）的石頭，屬於微晶質石英。之所以呈現藍色，原因跟天空的藍色調一樣，是因為**「瑞利散射」**（Rayleigh scattering），而不是來自石頭本身成分的顏色所造成。瑞利散射是由於光粒子穿過晶體的微小粒子而發生散射現象。

能量屬性

藍紋瑪瑙具有以下能量特性：

◆ 鎮定
◆ 幫助顯化
◆ 激發意圖
◆ 增強不夠活躍的能量

療癒屬性

藍紋瑪瑙的療癒特性包括：

◆ 為你注入平和與寧靜感
◆ 緩解心理、情緒或精神上的疲憊感
◆ 促進真實表達
◆ 藉由加強溝通化解爭執
◆ 放鬆緊繃的下巴
◆ 減輕咽喉疼痛
◆ 帶來情緒平衡
◆ 使你能夠以冷靜和適當的方式說話
◆ 放下批判
◆ 緩解發炎
◆ 舒緩緊張性頭痛
◆ 鎮定過度活躍的甲狀腺（甲狀腺亢進）

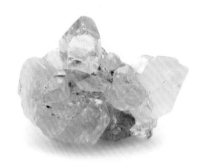

天青石
CELESTITE

天青石是一種半透明的灰藍色石頭。一般看到的都是晶簇或晶洞形態，不過也有經過切割和拋光的水晶。在大多數販賣靈性商品和水晶的商店都能找到它，而且價格也算合理。顧名思義，「celestite」這個字的意思是「天空」（celestial），指的就是它外觀所呈現的天藍色調，但這種藍是略帶灰雲的天空，而不是像藍紋瑪瑙那種清澈無雲的天藍色。它也是一種能夠讓人感到平靜祥和的石頭，英文有時也稱為「celestine」。

能量屬性

天青石具有以下能量特性：

◆ 鎮定

◆ 釐清溝通內容

◆ 清理負能量的阻塞

療癒屬性

天青石的治療特性包括：

◆ 加強與天使或神的溝通

◆ 催生清明夢（lucid dreaming，譯注：意識清醒狀態所做的夢）

◆ 強化咒語的意圖

◆ 協助各種藝術形式的表現

◆ 提升甲狀腺機能，促進新陳代謝

◆ 提升通靈能力

◆ 幫助表達神聖真理

◆ 放鬆頸部和下巴的緊繃

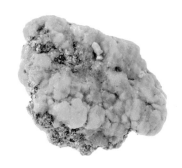

綠松石
TURQUOISE

綠松石（土耳其石）呈現出一種人見人愛的藍綠色，能將心輪的能量帶進喉輪。外觀完全不透明，而且通常帶有灰色紋理，因此很容易用染色的白紋石（howlite）來假冒，購買時請務必仔細詢問，以確保你買到的是真正的綠松石。綠松石被用作為療癒石已經長達數世紀，最早的歷史可追溯到肥沃月彎和古阿茲特克文明時期。很多水晶治療師都把綠松石當作一種大師級療癒石，因為幾乎身體上的任何病痛都可以用它來協助療癒。

能量屬性

綠松石具有以下能量特性：

◆ 阻擋不好的能量

◆ 遏制失控的能量

◆ 平衡過度活躍或不夠活躍的能量

療癒屬性

綠松石被認為是一種大師級身體療癒石，療癒特性包括：

◆ 止息批判和批評

◆ 幫助你說出自己的真實狀況

◆ 改善日常溝通

◆ 幫助改善各種身體病痛

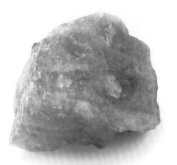

海藍寶
AQUAMARINE

海藍寶跟祖母綠一樣都是屬於綠柱石家族的一員。外觀呈半透明藍色，色調從非常淺、幾乎無色的天空藍，到如同加勒比海水域的帶綠深藍都有。「Aquamarine」這個名稱來自拉丁語，意思就是海水。它是一種相當受歡迎的首飾寶石，由於本身透明度高，顏色清澈怡人，因此廣受喜愛；從形上學來看，則因其澄淨透亮和強大的能量而備受推崇。海藍寶做成的珠寶大多非常昂貴，但你還是可以找到一些小滾石、裸礦、或未經切割的晶礦，價格上也比較好入手，療癒能量跟高級珠寶沒有差別。它的能量非常溫和，卻也強大有力。

◇◇◇

能量屬性

海藍寶的能量特性包括：

- ◆ 激發意圖
- ◆ 增強不夠活躍的能量
- ◆ 幫助顯化

療癒屬性

海藍寶的療癒特性包括：

- ◆ 促進藝術性的自我表達
- ◆ 平息批判的聲音，促進寬容和理解
- ◆ 讓你能帶著愛和善意與人溝通
- ◆ 可有效減輕喉嚨疼痛
- ◆ 終止誤會
- ◆ 幫助你集中注意力，讓你聽得更清晰，也說得更清楚
- ◆ 增進冥想的品質
- ◆ 促進甲狀腺機能

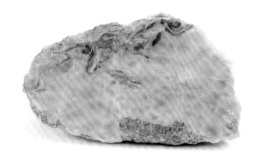

拉利瑪
LARIMAR

你幾乎找不到一種水晶比拉利瑪更能讓你聯想到熱帶海洋。全世界唯一的拉利瑪產地在多明尼加共和國，礦石表面呈藍綠色，而且帶有淺藍色波紋，看起來就像加勒比海的化身。它也是矽酸鹽礦物針鈉鈣石（pectolite）的一種形態。由於產量稀少，價格不像某些礦石那麼便宜，但你還是可以找到一些較為平價的小滾石，也有人拿來做成珠寶，外觀非常漂亮，也能鎮定心神。

能量屬性

拉利瑪的能量特性包括：

- ◆ 鎮定心神
- ◆ 阻擋不好的能量
- ◆ 遏制失控的能量
- ◆ 平衡過度活躍或不夠活躍的能量

療癒屬性

拉利瑪的療癒特性包括：

- ◆ 提升寧靜感
- ◆ 促成有自信的溝通
- ◆ 讓你成為更好的傾聽者
- ◆ 幫助你接通精神指導靈
- ◆ 協助歌手、演員、講師或其他使用聲音的人保持聲帶健康
- ◆ 舒緩喉嚨痛

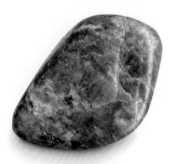

蘇打石
SODALITE

一般喉輪水晶都是淺天空藍和海水藍，但是蘇打石打破了這個規則。它的外觀呈深靛藍色，產量相當豐富且價格適中，但這並不代表蘇打石是一種平凡普通的石頭。透明度從半透明到完全不透明。蘇打石具有強大的療癒特性，能夠為使用者帶來平靜和力量。

能量屬性

蘇打石的能量特性包括：

- 穩固接地
- 穩定波動起伏的能量
- 增強不夠活躍的能量
- 改善身體健康

療癒屬性

與蘇打石有關的療癒特性包括：

- 促進邏輯溝通
- 消除對公開演講的恐懼
- 舒緩喉嚨痛
- 讓你能夠確認和表達你的個人真實情況
- 平息自我批判和批評
- 消除聲音沙啞
- 平衡甲狀腺機能；對於橋本氏甲狀腺炎（Hashimoto's thyroiditis）的相關症狀特別有效

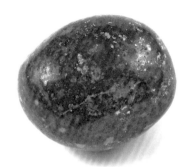

青金石
LAPIS LAZULI

青金石從古早以來就被當作一種療癒石來使用，最早可追溯到
兩河流域肥沃月彎文明時期。外觀看起來跟蘇打石有點像，但
是藍色的部分更為鮮豔，而且帶有灰色或金色紋路，或兩者皆
有。青金石的藍接近能量極強的「鈷藍」，同樣具有強大療癒
特性。在中世紀，藝術家們將其研磨成一種顏料，稱為**「群青」**
（ultramarine），歷史上許多畫家的作品當中都可看到這種顏
色。

能量屬性

青金石的能量特性包括：

◆ 穩固接地
◆ 穩定波動起伏的能量

◆ 增強不夠活躍的能量
◆ 改善身體健康

療癒屬性

與青金石相關的治療特性包括：

◆ 促進與親人和伴侶之間有更好的溝通
◆ 為害怕公開演講的人帶來自信
◆ 幫助你找到內在真實的自己並將它表現出來
◆ 讓壓抑的真相浮上表面
◆ 協助有眩暈症狀的人找到平衡

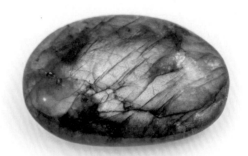

拉長石
LABRADORITE

拉長石彷彿會從內部透出光，這是一種稱為「**拉長石暈彩效應**」（labradorescence）的特性。我們從拉長石表面看到的色彩，是因為內部微小粒子產生光的繞射（diffraction），反射回來形成各種不同顏色；光線和粒子只是玩了一個小把戲，卻產生相當神奇的光彩效果。拉長石的顏色範圍從近乎全黑、深黑、帶有鮮豔閃光的深藍灰（這類拉長石通常稱為「**光譜石**」〔spectrolite〕），一直到淺藍色並帶有各種閃光色彩，像是紫色、橙色、黃色、孔雀藍和紅色光等。

能量屬性

拉長石具有以下能量特性：

- ◆ 提供庇護
- ◆ 遏制失控的能量
- ◆ 阻擋不好的能量
- ◆ 平衡過度活躍或不夠活躍的能量

療癒屬性

拉長石的療癒特性包括：

- ◆ 平衡所有脈輪之間的能量
- ◆ 緩解焦慮
- ◆ 提升辨別力
- ◆ 促使靈性旅程更加順利
- ◆ 強化甲狀腺健康
- ◆ 淨化氣場
- ◆ 在爭執之中促進良好溝通
- ◆ 促進與指導靈之間的連通能力
- ◆ 調節新陳代謝

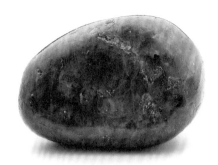

磷灰石
APATITE

如果你將綠松石（第 147 頁）與拉長石（第 152 頁）相混合，可能會得到某種跟磷灰石一樣具有自然鮮豔色彩的東西。外觀呈孔雀藍的顏色，大顆的磷灰石看起來完全不透明，但小顆寶石則會呈現半透明，非常漂亮。磷灰石實際上是一種帶有各種顏色的磷酸鹽礦物群，但如果作為療癒石來使用，通常市面上販售的大多是藍綠色磷灰石。它是一種相對硬度較軟的石頭，因此使用和存放時要特別小心。由於它是一種能量強大的喉輪療癒石，多為它付出一點心力也是值得的。

能量屬性

磷灰石的能量特性包括：

- 激發意圖
- 增強不夠活躍的能量
- 幫助顯化

療癒屬性

與磷灰石相關的療癒特性包括：

- 促進各種形式的創意表現力
- 幫助你帶著愛意與人真誠溝通
- 藉由提升聚焦度和明晰度，幫助學習者更有效地處理訊息
- 有助緩解關節炎引起的關節疼痛
- 使溝通更清晰、誠實
- 消除批評和判斷
- 舒緩下巴疼痛

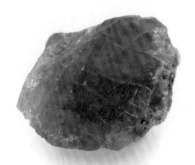

坦桑石
TANZANITE

坦桑石（或譯丹泉石）於 20 世紀 60 年代中期首次在非洲坦桑尼亞被發現，在水晶世界中相對較新，使它成為真正 20 世紀中葉的現代寶石。它是一種紫藍色的綠簾石（epidote）。由於只產於坦桑尼亞，因此產量頗為稀少，而且價格昂貴，但你還是可以找到一些可以入手的小滾石。不過，如果同時作為療癒水晶和個性化時尚宣言，唯有做成珠寶才能真正展露它的耀眼之處。憑其獨特的藍紫色，你一眼就能認出，絕不會搞錯。它也是連接喉輪和眉心輪的重要橋梁，對於想要利用其療癒特性的人來説，可説是一種多功能寶石。

能量屬性

坦桑石的能量特性包括：

◆ 清除能量阻塞　　　　　　　◆ 淨化負能量

◆ 將喉輪與眉心輪的能量結合起來

療癒屬性

坦桑石的療癒特性包括：

◆ 幫助你辨別和表達真相　　　◆ 提升通靈效果

◆ 幫助你區別個人意志和　　　◆ 讓你更有效地連通更高層次
　神聖意志　　　　　　　　　　的訊息

◆ 療癒耳部毛病

能量療癒原理：顏色振動

水晶具備多種適合用來進行脈輪療癒的理想特性。在這本書中，我使用的是它的外顯屬性：顏色。

這是有原因的。每一個脈輪都有其特定的振動頻率範圍，這就是為什麼它們在視覺上會以不同顏色的光輪來呈現。每一個脈輪的顏色跟它的振動頻率都是相符的。

色彩的振動來自光波振盪的波長。所有的能量都在擺動振盪；因此，所有能量都有顏色。特定顏色的水晶有其特定的振動，它會透過「挾持效應」來影響與其相應脈輪的振動頻率，使其達到最佳狀態。

水晶並不是唯一能影響能量振動頻率的東西。無論是水晶本身的顏色，還是來自燈光的色彩，同一顏色的振動頻率都是一致的。許多運用色彩的療癒方法，與使用聲音或香氣的原理大致相同。例如，風水師為傳統漢醫理論中的各種元素能量指派顏色，然後在空間設計時運用這些顏色來創造所需的能量。色彩治療師使用各種顏色的燈光來調整身體頻率，讓身體恢復健康與和諧。

甚至在商業場合中，也可以發現跟顏色振動有關的例子。例如，餐廳經常用紅色做裝飾是因為紅色會刺激飢餓感，廣告設計者可能會用黃色來傳達樂觀的感覺，治療師則會使用冷藍色調為他們的工作空間營造舒緩放鬆的能量。所有這些應用，都是根據顏色振動對我們身心靈的影響而設計的。

療癒喉輪的冥想練習

喉輪的失衡最早可追溯到嬰兒時期，當有人告訴你：「小孩子有耳無嘴」、「靜靜用眼睛看不要說話」，喉輪失衡就開始了。當你開始試著用聲音來表達自己，你就會接收到許多批判和批評，這就是你最早收到的制約。小孩子天生就是坐不住、喜歡說話，但他們不管去到任何地方，無論是在學校、教堂、車上、商店，卻都被告知必須保持安靜、不能隨便亂動。

成年人很早就開始灌輸孩子要安靜，並不是他們故意要用這種方式傷害小孩，而是因為他們小時候也是這樣被教導的，大家已經習慣當一個無聲的人。打從有人將安撫奶嘴塞進嬰兒嘴裡、讓他們停止哭聲的那一刻起，孩子們就已經知道，他們的聲音不僅不被重視，甚至不該發出來。

就是因為這個原因，很多人都需要做喉輪療癒。對大多數人來說，這就是能量失衡的源頭，他們必須去扭轉從小到大受到的影響，重新找回自己真實的聲音，恢復健康的身心靈能量。

以下這個引導式視覺化冥想可以幫助你重新平衡你的喉輪，釋放早年生活受到的制約，重新拿回自主權，清晰地表達真實的自己，活出更健康的生命。

你可以使用本章介紹的任何一種水晶來進行這個視覺化冥想。

◆ 選擇一個不受干擾的地方，舒服地坐著或躺著。或是以任何讓你感到舒適的方式，與地面進行能量連結。

◆ 開始冥想前，請先淨化你的水晶。（淨化方法請參閱第 42 頁）

◆ 如果你願意，可以使用洋甘菊精油或乳香精油來做擴香，或取其中一種精油 3 滴跟一茶匙基底油（比如甜杏仁油）混合，直接塗抹在喉輪部位，順時鐘方向按摩，以此來提升冥想效果。

◆ 你也可以播放 741 Hz 音頻的冥想音樂或 solfeggio 聲波音頻（請參閱第 210 頁〈相關資源〉），來進一步加強冥想與喉輪能量平衡的效果。

◆ 如果你願意，可設定計時器，最少 5 分鐘，最長 20 分鐘。

　　你可以使用「我表達」這句咒語來進行這個視覺化冥想。或是用其他跟喉輪有關的不同咒語也可以，比如：「我說出真心話」、「我放下判斷」、「我傾聽別人的聲音」或「我聽到別人的聲音」等。因為你正在活化你的喉輪，大聲說出這些咒語可以增強它的振動，對於療癒喉輪特別有幫助。

1. 舒服地坐著或躺著。將雙手放在你的喉輪部位，將水晶壓在雙手下方，固定在喉嚨底端。如果這個動作會讓你覺得焦慮或不舒服，你也可以在躺下時將水晶放在喉嚨底端，雙手放在身體兩側。

2. 做 3 次深呼吸，用鼻子吸氣，從嘴巴吐氣。

3. 最後一次吐氣後，再次吸氣，然後吐氣時把時間拉

長，同時大聲誦唸你的咒語，感受它在喉輪中振動。這樣反覆做幾次，直到你感覺你的喉輪充滿了振動能量，或直到你覺得可以停下來為止。

4. 現在，觀想你坐在沙灘上，眼前是一片生氣蓬勃的藍色海洋，頭頂上方是一片清澈湛藍的天空，天空中沒有一絲雲彩。你舒服地坐著欣賞四周景色，溫暖的陽光灑在你身上。

5. 你注意到，有一個藍色身影從水中慢慢浮現，這個被藍光包圍的美麗存有（being）從水面朝著你走過來。當他們靠近你時，去感受從這個存有身上散發出來的愛和接納，你會知道你是安全的，你是被愛的。

6. 想像這個存有坐在你身邊，他們將手輕輕放在你的喉輪上方幾公分處。藍色光芒從他們的手中射入你的喉嚨，與脈輪的藍光融為一體。隨著這束光，你再次開始誦唸你的咒語，感受這句咒語真真實實與來自這位存有的平靜藍光完全融合在一起。

7. 接著，這位存有將他的雙手移向你的耳朵，停在你耳朵上方，向它們發射藍光。隨著光的流動，唸出這句咒語：「我聆聽真相。」

8. 當你覺得已經完成這段冥想，請感謝這位藍色存有，如果你願意，也可以擁抱他們。你看著他們走回水中，同時覺得自己很安全、很安心、覺得被愛。

9. 你可以隨自己喜歡，在沙灘上冥想多久都可以，直到你準備好回到自己的身體。完成時，就可以張開眼睛。

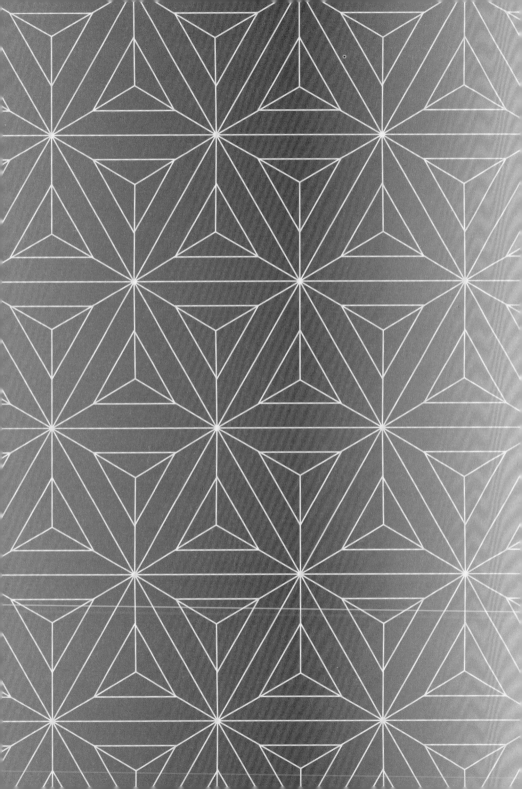

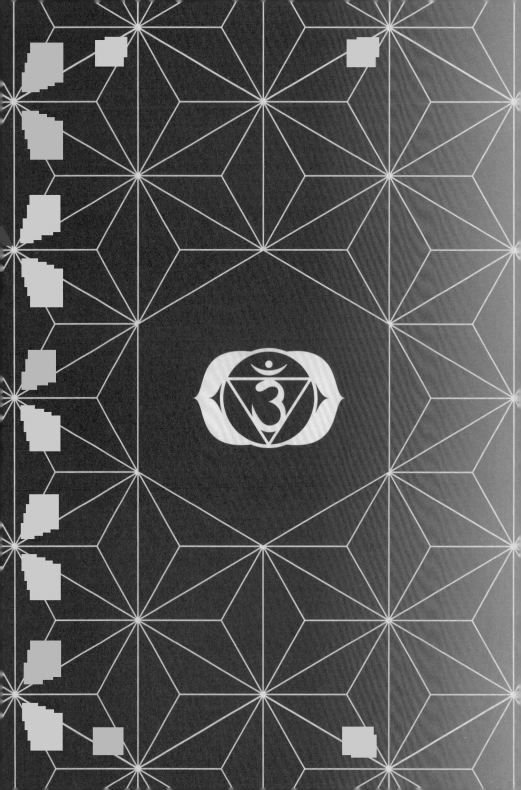

CHAPTER 8
眉心輪
THE THIRD EYE CHAKRA

眉心輪（亦稱「第三眼脈輪」）是主掌理性與直覺的能量中心。透過眉心輪，你以直覺、心靈洞察力和夢境的形式接受神聖導引，同時，這裡也是你運用批判思維、邏輯推理和理性思辨等這些工具的地方。這需要良好的平衡，因為從人性制約的角度來說，我們無法一邊使用心靈能力又同時進行批判性思考；不過，這兩種功能結合起來，正好提供了我們人類經驗的二元性。由於具備這些功能，眉心輪的咒語是「我知曉」（I know）。

在這一章，我們將深入探索眉心輪，認識它在心理、情緒和精神等層面上的功能，以及影響我們生理上的哪些部位。你也會了解到眉心輪運作良好時、或過度活躍、不夠活躍或阻塞時會是什麼情況。

認識眉心輪

眉心輪也稱為「第六脈輪」，梵文稱為「**Ajna**」（**阿耶那**），位置在我們額頭的兩眉之間。它的視覺化形象是一個不斷旋轉的紫色光輪，顏色振動頻率範圍從靛藍到紫色。它的符號是一朵紫色的雙瓣蓮花，代表二元性。在大多數的眉心輪符號圖像中，你都會看到「om」（唵）字符號，這是代表「萬物一體」或宇宙能量的神聖聲音。眉心輪的主要咒語是「我知曉」。

眉心輪是一個非常奇妙的能量平衡中心——這個充滿能量的空間，讓你以一個二元對立經驗的實體化身，與萬物合一的靈魂能量相連結。事實上，也正是眉心輪內部的兩極性功能，完美呈現了我們身為人類的二元性。因為讓我們的思考（頭腦）和知曉（直覺）保持平衡的，就是眉心輪。

眉心輪還包括其他面向：

◆ 與你的高我、指導靈、以及神溝通

◆ 夢境與冥想

◆ 智性和理性

在身體層面，眉心輪影響的部位包括：

◆ 頭部

◆ 眼睛

◆ 鼻竇

◆ 鼻子

◆ 松果體

◆ 腦下垂體

◆ 大腦

◆ 臉部

平衡的眉心輪

「要保持心靈開放，但不要開放到大腦都掉出來。」
（Don't be so open-minded that your brain falls out.）這句
話相當幽默地描述了健康的眉心輪保持微妙平衡狀態時
是什麼情況。如果眉心輪運作良好，你會在必要時敞開
你的心，對於來自神或指導靈的高層次指引抱持開放態
度，但你也會使用你的智性和批判思考技巧來辨別什麼
是真、什麼是假。

因此，當你尋求靈性答案並走上靈修之路——無論
你實際上採取何種形式——你不太可能會被那些靈性騙
子利用。你認為靈性生活很重要，但你也能夠配合大多
數的日常生活需求，過平常人的生活。你很清楚自己夢
想的生活是什麼，你用它來作為一種生活的指引。

眉心輪健康的人，會有固定的靈修實踐。可能是祈
禱、靜心冥想、瑜伽、武術，或其他能讓你活在當下的
活動，這個實踐可以幫助你保持平衡與專注，有效地完
成日常生活任務。

眉心輪如果平衡，你會保持開放的心，接受不同類
型智慧導師的指引，無論是工作上的指導者、教授、靈

性教練，或像是指導靈之類的神聖存在。

這個脈輪處於平衡狀態時，你會相信自己的直覺。你可能會根據「第六感」來採取行動，但不會特別意識到這是直覺的指引，但由於你對自己的信賴度足夠，你知道你的感覺很少會誤導你，因此能放心依據直覺來行動。不過，視情況需要，你也有辦法憑藉強大的理性邏輯能力來權衡你的選擇，並做出明智決定。你的決策過程是一種兼顧直覺和理性的健康平衡。

在身體層面，眉心輪如果平衡，你會看得很清楚；你的心像很清晰。你思維澄淨，沒有腦部功能障礙。你晚上睡得很好，醒來時覺得有好好地徹底休息。你比較沒有鼻竇問題，很少頭痛，也少有眼部疾病。

失衡的眉心輪

眉心輪如果失去平衡，你可能會一直「活在頭腦中」。不平衡的眉心輪可能會導致過度思考，讓你無法相信任何人，要不然就是變得缺乏「良好判斷力」，變得太容易相信別人，或是立場容易搖擺不定。你要不是太容易被說服，就是太過固執，以致除了你自己所想、所知、所相信的以外，都不願意去思考其他可能性。

如果你的眉心輪失衡，你絕對不擅長做決策。你甚至會做出非常衝動的決定，事後才來後悔，要不然就是花太多時間在衡量枝枝節節，根本做不出決定。無論是哪一種情況，你會很難集中注意力、沒辦法專注，而且

還會破壞你活在當下的能力。你也可能變得難以獨立思考。

眉心輪過度活躍的靈性追求者，可能很容易受到邪教和江湖騙子的煽動，或是無所不信，就看他們最近遇到誰。眉心輪不夠活躍的人，通常對於自己的所見、所聽、所嚐、所聞、所觸摸缺乏信心。

眉心輪如果失衡，你經常會陷入極為僵化的信仰結構中，不僅靈性上或宗教信仰上是如此，在生活其他層面，比如政治或文化規範，也是這樣。事實上，眉心輪不平衡的人可能是典型拘泥於傳統文化規範的人，他們會把維護傳統當成自己的工作一樣；要不然就是完全相反，對社會習俗完全不在乎、不在意。很偏激的人，通常他們的眉心輪都是失衡的。

在身體層面，如果眉心輪不平衡，可能會經常頭痛或偏頭痛，大腦的化學作用會失衡，而且容易感染鼻竇炎。睡眠品質也不好，甚至可能有睡眠障礙、容易做惡夢。

次級脈輪：末那識脈輪

末那識脈輪（manas chakra）是位於後腦勺、與眉心輪相對的一個次級脈輪。對應的顏色是靛藍色，符號是一朵六瓣蓮花。每一朵花瓣各代表一種感官覺受，第六瓣代表**第六感**，也就是我們所稱的直覺。

梵文的**「manas」**，意思是心智（mind）或智性（intelligence），因此這個脈輪通常被認為與**心識**相關聯，其作用是促進直覺。這個小脈輪跟眉心輪一樣，是屬於心靈能量中心之一，可幫助我們接收來自更高層次的訊息。

在身體層面，它與你的視覺皮質（visual cortex）相連結。

眉心輪的療癒一樣能夠平衡末那識脈輪，但你也可以單獨針對它做療癒。靈性追求者以及希望提升通靈能力的人，可以使用靛藍色寶石來平衡末那識脈輪。例如，佩戴坦桑石（第154頁）耳環可與這個脈輪的物理位置調頻，以此來刺激並平衡這個脈輪。另一種能夠有效療癒末那識脈輪的礦石是藍紫色紫鋰輝（第174頁），你可以將它握在你的非慣用手，然後誦唸「我接受指引」或「我聆聽神的聲音」等這類咒語。

也可使用薰衣草或藍艾菊精油擴香，或在洗髮精或護髮素中加入幾滴其中一種精油，一邊按摩你的頭髮，一邊想像一道靛藍色的光在你的後腦部位不停旋轉和閃耀發光，它的能量充滿你整個頭部。

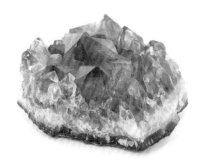

紫水晶
AMETHYST

紫水晶是紫色形態的石英，顏色從淡紫色到深紫色。外觀形狀通常是晶簇、尖晶和滾石。由於顏色美麗、透明度高，使它成為廣受大眾喜愛的裝飾珠寶之一。紫水晶取得容易、價格親民，而且產量豐富，不僅在水晶店和靈性商店有販賣，在居家裝飾用品店也很受歡迎。有時還可看到天然的紫水晶和黃水晶共生石，非常美麗，稱為「**紫黃晶**」（ametrine），對於平衡太陽神經叢脈輪和眉心輪效果極佳。

能量屬性

紫水晶的能量特性包括：

- 激發意圖
- 增強不夠活躍的能量
- 幫助顯化

療癒屬性

紫水晶具有多種療癒特性：

- 活化與增強通靈能力
- 促進睡眠安穩
- 增強批判性思維
- 外出旅行時提供庇護
- 刺激心智覺識
- 提高靈性意識
- 鎮定惡夢
- 提高冥想時的聚焦能力
- 平衡直覺力和理性智力
- 有助於保持意識清醒

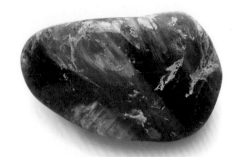

超七水晶
SUPER SEVEN

「超七」這個名稱是因為一塊石頭當中含有七種不同的晶體，包括：紫水晶、黃磷鐵礦（cacoxenite）、針鐵礦（goethite）、纖鐵礦（lepidocrocite）、金紅石、煙晶和白水晶（clear quartz）。七種晶體能量的結合讓超七擁有強大的療癒效果，對於想要增進靈通能力的人來說，超七也能幫助他們提升直覺力。你可能還會看到有人稱它為「美樂蒂石」（melody stone）或「聖石」（sacred stone）。價格上，超七並不便宜，不過即使是很小一塊能量也很強，所以不需要花太多錢。

能量屬性

超七水晶的能量特性包括：

◆ 激發意圖　　　　　　◆ 幫助顯化

◆ 吸引想要的能量　　　◆ 將負能量轉化為正能量

◆ 淨化負能量　　　　　◆ 穩固接地

療癒屬性

超七水晶具有強大的療癒特性，包括：

◆ 自我淨化和淨化其他水晶　◆ 增強通靈能力

◆ 促進靈性成長　　　　　　◆ 深化冥想深度

◆ 提升注意力和覺知意識　　◆ 改善記憶力和大腦功能

◆ 治療失眠

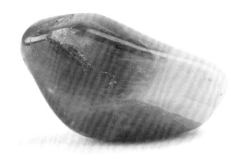

紫色螢石
PURPLE FLUORITE

你有時會看到單獨存在的紫色螢石，有時則是混合了其他顏色形成彩虹螢石。任何帶有紫色色調的螢石都很適合用來療癒眉心輪。紫色螢石顏色範圍從淺粉紫色到深紫色，外觀呈半透明。螢石是一種非常柔軟的寶石，很容易刮傷或受損，因此不太適合做成珠寶。存放時也要特別小心，不要被其他水晶礦石刮傷或碰傷。

能量屬性

紫色螢石的能量特性包括：

◆ 增強不夠活躍的能量　　　◆ 穩定能量波動

◆ 穩固接地　　　　　　　　◆ 改善身體疾病

療癒屬性

紫色螢石的療癒特性包括：

◆ 促進思想開放，軟化頑固思維

◆ 助你集中注意力（對於有過動症或類似狀況的人特別有幫助）

◆ 幫助你同時用雙眼和心靈之眼看得更清楚

◆ 增強通靈能力　　　　　　◆ 有助於進入心靈神祕旅程

◆ 改善頭痛狀況　　　　　　◆ 增強免疫系統

◆ 治療失眠，改善睡眠品質

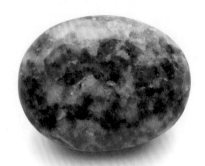

鋰雲母
LEPIDOLITE

鋰雲母是一種雲母礦物,因此未打磨過的原礦外觀看起來很像帶有鱗片,或是有石片從其表面脫落下來。打磨過的鋰雲母表面看起來閃閃發光,好像內部會透光(其實是含有雲母成分的關係)。顏色範圍從粉紫色到深紫色,有時也有其他顏色,但紫色鋰雲母產量最豐富,也是最適合用來平衡眉心輪。它的紫色是來自晶體中的錳,鋰雲母還含有大量的鋰,因此具有鎮定效果,非常適合患有焦慮症的人使用。

能量屬性

鋰雲母的能量特性包括:

◆ 提供庇護　　　　　　◆ 舒緩過度活躍的能量

◆ 穩定能量波動　　　　◆ 在過渡轉換期提供支持力量

療癒屬性

鋰雲母的療癒特性包括:

◆ 穩定情緒　　　　　　◆ 紓解焦慮和壓力

◆ 減輕抑鬱　　　　　　◆ 激發智力

◆ 幫助戒除成癮症　　　◆ 舒緩緊張性頭痛和偏頭痛

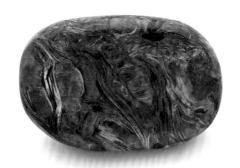

紫龍晶
CHAROITE

紫龍晶開採自俄羅斯西伯利亞，這裡也是全世界唯一生產紫龍晶的地方。這種近乎不透明的美麗礦石，顏色從淺紫色到深紫色，整顆水晶帶有白色、灰色、棕色或黑色條紋。有些還混合了淺紫到深紫等多樣顏色，從石頭表面看起來就像在觀看一幅外太空景象。紫龍晶是療癒水晶的新成員，大約是在 20 世紀 70 年代後期才首度被發現，並以西伯利亞的查拉河（Chara River）命名。對於想要跟他們的療癒夥伴建立直覺連結的能量治療師來說，紫龍晶是非常好的選擇。

能量屬性

紫龍晶的能量特性包括：

◆ 提供庇護
◆ 穩固接地
◆ 淨化負能量

◆ 吸收過度活躍的能量
◆ 提高你的振動頻率

療癒屬性

紫龍晶具有多種療癒特性：

◆ 平衡所有脈輪
◆ 有助於推動心靈和神祕旅程
◆ 讓你更容易連結指導靈
◆ 改善睡眠品質，減少失眠

◆ 將負能量轉化為正能量
◆ 增強通靈能力
◆ 減少惡夢
◆ 幫助你克服疲勞

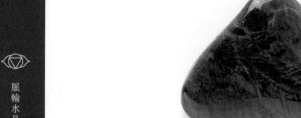

舒俱徠石
SUGILITE

舒俱徠石的紫色實在太過鮮豔，看起來幾乎不像真的。它的顏色飽和度極高，從鮮豔的淺紫色到深邃、帶光的深紫色。由於顏色非常濃烈，很多人可能會認為它是經過染色的，但其實它原本就長這個樣子。它是一種微透明晶體，1940 年代在日本被發現。鮮豔的顏色是因為含有錳。它是相對硬度較軟的水晶，因此存放時要特別小心。如果你想買舒俱徠石做成的珠寶首飾，最好是偶爾佩戴就好，不要每天使用。

能量屬性

舒俱徠石的能量特性包括：

- ◆ 激發意圖
- ◆ 幫助顯化
- ◆ 增強不夠活躍的能量

療癒屬性

舒俱徠石的治療特性非常豐富：

- ◆ 增強覺知意識、促進覺醒
- ◆ 將你與神聖指引和通靈訊息連結起來
- ◆ 增強靈通能力
- ◆ 增加耐力
- ◆ 幫助處理悲傷
- ◆ 幫助提高注意力、克服學習障礙
- ◆ 幫助療癒成癮症
- ◆ 提升睡眠品質

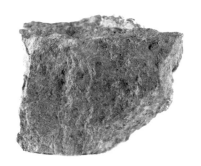

藍線石
DUMORTIERITE

藍線石的顏色範圍從靛藍到中紫色，因此非常適合用在眉心輪、喉輪和末那識脈輪。透明度從完全不透明到半透明，而且色彩濃淡深淺不一，因此一顆藍線石就可以同時處理三個脈輪。它的顏色具鎮定作用，可舒緩焦慮，因為含有硼的成分，也讓它成為一種非常出色的淨化石。

能量屬性

藍線石具有多種能量特性，包括：

- 淨化
- 清除阻塞的能量
- 調和不和諧的能量
- 鎮定心神

療癒屬性

藍線石具有以下療癒特性：

- 軟化頑固的想法，可溫和打開你的心
- 有助於連結神聖指引
- 幫助療癒悲傷
- 促進安穩睡眠，治療失眠
- 有助集中注意力，尤其是過動症患者
- 緩解發炎症狀
- 促進批判性思維
- 提升通靈能力
- 幫助治癒成癮症
- 緩解惡夢
- 消除腦霧

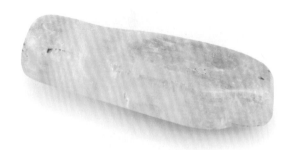

藍紫色紫鋰輝
VIOLET KUNZITE

紫鋰輝的顏色範圍從柔和的淺粉色到淡紫色或紫色。外觀呈半透明，能量非常溫和。有時你在市面上也會看到深藍色和水藍色的紫鋰輝，如果是要用在平衡眉心輪上，最好的選擇是淡紫色調。由於顏色範圍極廣，因此從心輪一路往上到頂輪，都非常適合使用紫鋰輝，算是一種多功能寶石。

能量屬性

藍紫色紫鋰輝具有多種能量特性：

◆ 增強陰性（女性、沉思內省）能量

◆ 提高振動頻率

◆ 調和不和諧的能量

◆ 鎮定心神

療癒屬性

藍紫色紫鋰輝的療癒效果還包括：

◆ 幫助你在冥想時溫和集中注意力

◆ 讓能量順利往上流動，通過心輪、喉輪、眉心輪再到頂輪，使其保持平衡

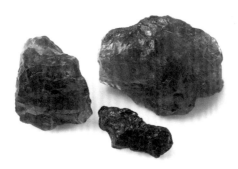

菫青石
IOLITE

菫青石也稱為「**水藍寶石**」（water sapphire），顏色從淺灰靛藍到清澈、半透明的藍紫色。也有人稱它「cordierite」（譯注：礦物學名，直譯就是菫青石）。雖然很多人叫它「水藍寶石」，但它跟藍寶石沒有任何關係。「iolite」這個名稱是來自希臘語的「紫羅蘭」（violet），從遠古以來就一直被預言家和先知用來作為一種神諭石。它的藍色帶有一種平靜、寧靜的氛圍，具有極佳的舒緩鎮定效果。

能量屬性

菫青石的能量特性包括：

◆ 淨化

◆ 鎮定

◆ 清除阻擋神聖指引的障礙

療癒屬性

菫青石的療癒特性包括：

◆ 清除有害模式，讓你擺脫陳舊習慣

◆ 提升直覺力、打開通靈管道

◆ 有助推動心靈和神祕旅程

◆ 幫助你在冥想時集中注意力

◆ 改善眼力——包括身體和精神上的

◆ 消除心理和創造力障礙

◆ 使身心靈達到平衡和諧狀態

◆ 使你與神聖指引保持一致

◆ 揭露二元對立的錯覺假象

◆ 提升睡眠品質

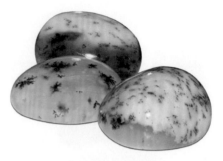

靛藍輝長岩
INDIGO GABBRO

我的靛藍輝長岩初體驗非常有趣。已屆更年期的我，有一次在逛我最喜歡的水晶店時剛好熱潮紅發作。店主人遞給我一塊靛藍輝長岩，我頓時感到無比清涼，身上的燥熱感彷彿完全消失。之後，我就離不開它了。外觀呈黑色，並帶有淺藍到紫色的斑點。它還有另一個名稱叫作「神祕梅林石」（Mystic Merlinite）。它其實並不是晶體，而是一種火成岩（igneous rock），但它所含的礦物具有療癒特性。

能量屬性

靛藍輝長岩的能量特性包括：

◆ 鎮定　　　　　　　◆ 集中能量

◆ 穩固接地　　　　　◆ 協調不和諧的能量

◆ 舒緩心理、情緒和精神上的不安

療癒屬性

靛藍輝長岩的療癒特性包括：

◆ 連結指導靈

◆ 有助於推動心靈和神祕旅程

◆ 改善失眠和睡眠障礙，尤其與荷爾蒙失調有關的問題

平衡脈輪的方式 5：靈氣

我是一位靈氣老師，經常使用靈氣來平衡自己和療癒對象的脈輪。

靈氣（Reiki）是透過雙手將本源能量傳送給自己或別人的一種能量療法。你也可以向遠端的人發送靈氣。要知道如何引導靈氣，你必須跟靈氣師父學習，並接受師父的點化。不過，就算你不知道如何使用靈氣，一樣可以透過靈氣治療師，以近身或遠端方式來體驗靈氣治療的效果。

靈氣是脈輪平衡的絕佳工具。溫和的治療能量從宇宙中流到治療師身上，然後傳送到你的身體。進入你體內後，靈氣會自行抵達需要調整的地方；它是帶有智慧的能量，可以平衡過度活躍、不夠活躍或阻塞的脈輪和能量通道。過程中，你會感覺到一股柔和的暖流穿過你的身體，釋放受困的能量，帶來深層的平靜與放鬆感。

我最初學習靈氣，單純是為了解決我自己的能量不平衡問題，多年來我一直使用靈氣，將它傳送給我自己、我的寵物、朋友和家人。在這當中，我看到他們在身心靈上得到極大的療癒，於是覺得這是需要與人分享的東西，讓人們也能感受到自我療癒的經驗。

療癒眉心輪的冥想練習

眉心輪失衡算是滿常見的一種狀況。由於文化制約的關係，我們往往過分強調智力和頭腦的產物，很少重視直覺，導致許多人失去平衡，與自己的靈性指引源頭嚴重脫節。另一方面，靈性追求者和通靈者則經常走到另一個極端，忽視批判性思維和頭腦，只關心神聖指引和精神追求。

然而，無論人身的哪一個面向，最重要的是平衡，因此調和眉心輪非常重要。以下這個引導式冥想，可以幫助你將神聖指引與頭腦思維結合起來，一方面活化和平衡眉心輪，同時打開眉心輪讓你更容易接收靈性訊息。

你可以使用本章介紹的任何一種水晶來進行這個視覺化冥想。

◆ 選擇一個不受干擾的地方，舒服地坐著或躺著。

◆ 開始冥想前，請先淨化你的水晶。（淨化方法請參閱第 42 頁）

◆ 如果你願意，可以使用玫瑰薰衣草精油或沒藥精油來做擴香，或取其中一種精油 3 滴跟一茶匙基底油（比如荷荷巴油）混合，直接塗抹在眉心輪部位，順時鐘方向按摩，以此來提升冥想效果。

◆ 你也可以播放 852 Hz 音頻的冥想音樂或 solfeggio 聲波音頻（請參閱第 210 頁〈相關資源〉），來進一步加強冥想與眉心輪能量平衡的效果。

◆ 如果你願意，可設定計時器，最少 5 分鐘，最長 20 分鐘。

這個冥想非常適合臨睡前在床上進行；如果你可以讓自己在冥想結束時直接進入睡眠，它還可以幫你引導夢境。如果你打算在做完冥想後直接睡覺，請在床邊準備好筆記本和筆、或是錄音設備，這樣如果你從夢中醒來，可以馬上記錄一些片段，便於早上起床後回想。

在視覺化冥想中，會使用「我知曉」這句咒語。另一種選擇是使用「om」（唵）這個眉心輪種子咒。

1. 舒服地坐著或躺下來。如果是採臥姿，請將水晶放在眉心輪上，來幫助你平衡。如果是坐姿，可將水晶握在手中，緊貼脈輪部位，或當成耳環戴在耳上，或放在肩膀或頭頂上。

2. 閉上眼睛，做 3 次深呼吸，用鼻子吸氣，從嘴巴吐氣。

3. 眼睛仍然閉著，將注意力集中在額頭內部，也就是眉心輪的後方。如果你喜歡，可以把它想像成一座電影院的銀幕。

4. 用鼻子吸氣，從嘴巴吐氣，開始唸出聲或在腦海中默唸你的咒語。像在看電影一樣，讓影像出現在銀幕上，不要試圖去控制它們。出現什麼影像並不重要，你只要帶著好奇心看著它出現、逐漸清晰、變換圖像和消失就好。要做多久可隨你喜歡。

5. 完成之後，停下咒語，並觀想你的電影銀幕慢慢變黑。然後你注意到銀幕正中央有一個紫色光點。

6. 隨著每一次吸氣吐氣，你看到這個光點在搏動，並逐

漸擴大，直到填滿整個銀幕。

7. 整個銀幕全部被紫光填滿後，試著將它引導成一個正在旋轉的光圈。光圈先是順時針旋轉，接著逆時針旋轉。

8. 現在，用你的意念將這個光圈打散，讓它變成一束束的藍紫色光和線條，看它自己想要以什麼形態出現都可以。不要判斷它或想要控制它，只要帶著好奇心看著它就好。

9. 隨你想要做多久都可以，完成之後，在心裡默想或大聲說出這句話：「請對我顯露我需要知道的事。」

10. 將注意力集中在銀幕上，不要帶任何判斷，專心觀看銀幕上出現的影像。不要試圖去分析那些圖像代表什麼，只要看著它們出現又消失，讓自己保持放鬆和平靜的狀態。

11. 當你覺得這段觀想時間已經足夠，請對你收到的訊息表達感謝。

12. 想像自己身上長出根，深深扎入地底下。

13. 完成冥想後，你可以睜開眼睛繼續平常的生活，也可以直接慢慢進入睡眠。

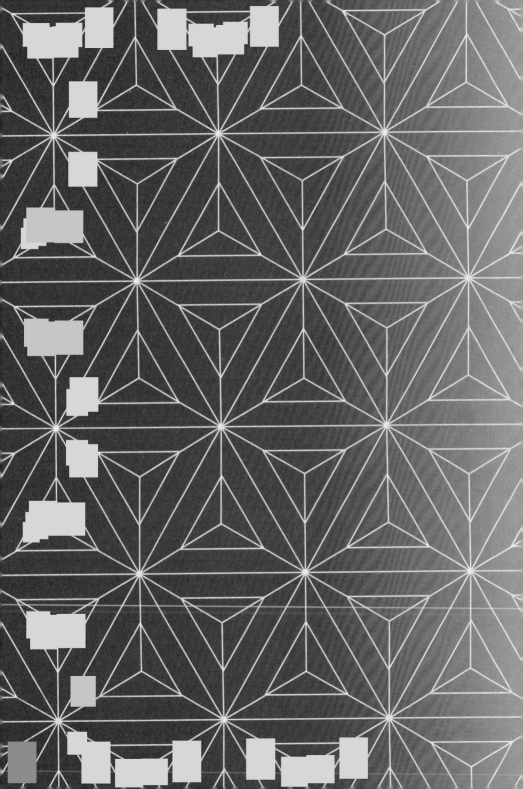

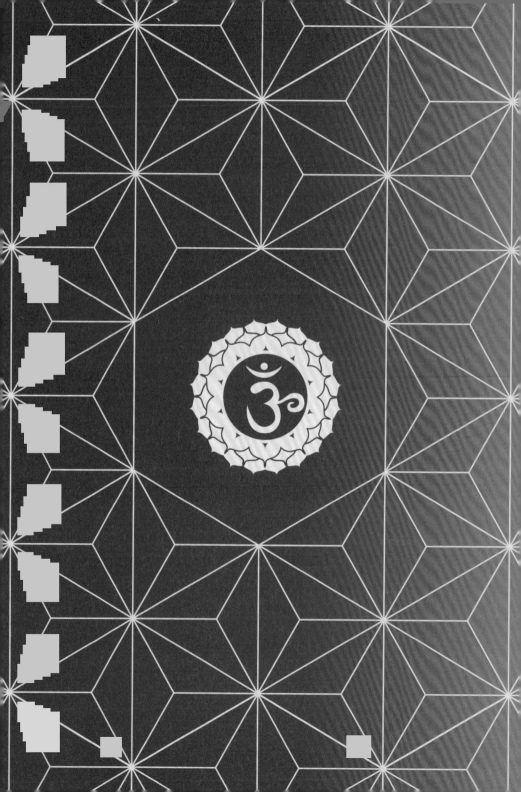

CHAPTER 9
頂 輪
THE CROWN CHAKRA

頂輪是你與本源能量的連結點，也是你的靈性高我與肉體連接的地方。透過頂輪，你可以與任何你稱之為本源能量的東西進行靈性互動，無論你稱祂為上帝、全知全能者、高靈、天父、光、溼婆、神性，還是其他不同文化和信仰系統中代表宇宙精神能量的人物名字。人們相信，像耶穌和佛陀這樣的大成就者化身為人時，他們的頂輪是完全活躍敞開的，因此他們不僅記得自己的本源能量，也知道自己本具神性。

在這一章，我們要來探索頂輪以及它如何讓你與神聖能量連結。你也會認識到與這個脈輪相關聯的身心靈功能，並了解這個脈輪過度活躍、不夠活躍或阻塞時會是什麼情況。

認識頂輪

頂輪，或稱「第七脈輪」，梵語是「**Sahasrara**」（**薩訶斯羅羅**），位置在你頭頂的正上方。如果你將手平放在頭頂上，手掌與頭骨接觸，頂輪就在你的手背上。頂輪的顏色是白色，是所有顏色的總和。頂輪的主要咒語是「我是」（I am），符號是一千瓣蓮花，通常是以紫色或粉紅色來表現。

正如白色是所有顏色的總和，頂輪也包含我們身、心、靈的所有能量。你這具實體肉身每一個面向的能量，全都會聚集並流到你的頂輪，以此來維持你與神聖能量的連結。你的頂輪必須活躍敞開而且保持平衡，你才能與所稱的上帝、真主、全知全能者、或神性等本源能量順利連結。

頂輪主掌的層面還包括：

◆ 利他主義

◆ 活在當下

◆ 與神連結

在身體層面，頂輪影響的部位包括：

◆ 神經系統

◆ 肌肉骨骼系統

◆ 皮膚

平衡的頂輪

當你的頂輪平衡，你會感受到靈性和宇宙能量的連結。這種連結感會讓你認識到，雖然你是單獨的個體，但你也是宇宙全體的一部分，你會對居住在地球上的所有生物，包括所有植物、動物和人類，都抱持悲憫心和博愛之心。你會對地球本身有一份深沉且持久的愛和尊重，你會小心翼翼守護這個庇護和滋養眾生的神聖星球。

無論你的宗教或信仰是什麼，如果你的頂輪平衡，你能透過信仰的實踐感受到與本源能量的連結，同時也能承認並尊重全世界其他各種信仰。你明白，雖然傳說、故事、名字和儀式可能與你的信仰不同，但所有通往本源的道路都一樣，不僅有其根據，而且受到祝福。因此，你幾乎不會想要向人傳教、或將你的信仰強加給別人。相反的，你尊重所有通往上帝的道路，每一條路都同樣正當有效。

你會是一個有社會正義感和慈善意識的人。當你覺得一件事情能為大眾帶來最大利益時，你就會去做，但你做這些事並不是為了控制、改變別人，或讓接受者感激你，而是出於你真心感覺到，你提供的幫助能夠符合大眾的最大利益。

你也會發現，你很容易專注於當下，不會擔心未來或陷溺於過去。正因如此，你對於宇宙善念的信仰絲毫不受動搖，而且你知道，一切事物都是短暫無常的。所以，即使你因生活當中發生的事情而感受到某些情緒，

你也能允許它們自由來去，而不會陷溺其中。

在身體層面，雖然你可能偶爾不舒服或受傷，但你不會過分關注這些問題。不過你也會在問題出現時好好照顧自己，相信它們的發生是為了你最大的利益，而且相信它們是暫時的。

失衡的頂輪

擁有人類肉身的其中一個目的，就是為了打開頂輪，與本源能量連接。然而，這個脈輪的能量必須有足夠的平衡，你才能保有清醒的視野——一方面活在個體肉身之中，同時以身為人類的一部分與人互動。因此，你需要保有某種肉身存在的自我意識感，才能以人的身分駕馭生活。如果只單單重視頂輪，而不顧人類生活的其他面向，那可能會有一個危險就是，你會忽略其他脈輪的能量。你的能量會變得不平衡，因為你只關注「靈」的部分，忽略身、心、靈整體的基本穩定。如果只單單關注頂輪，你可能會與現實脫節，甚至連基本需求都無法滿足，沒辦法好好照顧自己或別人。

另一種情況是，你對頂輪毫不關心，那它也可能會失衡。在這種情況下，你的人生沒有任何信仰，因此過著被恐懼驅使的生活。如果頂輪阻塞或不夠活躍，你可能會過度關心自己的身體和個人需求，以致你根本不在乎自己傷害了誰。最極端的情況是，你可能會出現反社會人格障礙。比較不極端的情況是，你對於別人的福祉

根本不在意，要不然就是你的道德感和社會正義感可能比較低。因此，你有可能變成一個壓迫者，或產生仇外心理，你的行為和選擇是由恐懼所驅動的。

當然，以上所說的都是頂輪失衡的極端例子。一般來說，如果你的頂輪不平衡，大概會介於這兩種極端之間。舉例來說，你要不是非常自私就是過於無私，要不是不經意鄙視對方，就是過於在意對方，為對方付出所有精力，完全不顧自己。

在身體層面，不平衡的頂輪可能會導致非特定的全身性疾病，例如纖維肌痛症（fibromyalgia）、環境過敏反應、感覺統合障礙，或是骨骼、皮膚、神經或肌肉方面的問題。

第八脈輪：靈魂之星脈輪

靈魂之星脈輪（soul star chakra）是帶有揚升能量的初級脈輪，一般稱為「第八脈輪」。它還有一個別稱叫作**「靈魂之座」**，位置在距離頂輪上方數公分處。它也是超個體意識脈輪（transpersonal chakras）的第一個，純粹屬於以太層，連結的是神聖界域的能量。

雖然頂輪和靈魂之星脈輪之間的物理距離非常近，但中間還是有一道門戶存在。有時，人們與靈魂之星脈輪偶然短暫共振相應，這個門戶就會打開，讓神性之愛流入你的主要脈輪。當這種情況發生時，你會瞬間有一種超然的體驗，感受到神性的真實本質。

許多人在瀕死體驗、冥想、夢境、星界旅行（astral travel），甚至在日常生活中練習活在當下時，都有過這樣的超然體驗。當頂輪和靈魂之星脈輪之間的通道短暫打開，並允許神聖能量流過時，就會發生這種情況。在那經歷的當下，人們會有一種雀躍歡喜感，雖然通常只持續一、兩秒，卻讓人渴望再次體驗這種感覺。一個擁有肉身之人，當這個門戶打開，瞬間接收到來自靈魂之星脈輪的能量，你會突然有一種彷彿回到「老家」的細胞記憶。

某些振動頻率極高的晶體，比如矽鈹石和西藏隕石（Tibetan tektite，也稱為「香巴拉石」），有助於打開靈魂之星脈輪，將這種短暫的能量爆發出來，特別是在冥想練習中使用時，效果更好。

白水晶
CLEAR QUARTZ

如果你只有一顆水晶，那非白水晶莫屬了。它是大師級的療癒水晶，無論在身、心、靈各個層面都有非常好的療癒效果，算是一種多功能、多用途的理想寶石。石英是地球上產量第二豐富的礦物，僅次於長石。許多用於能量治療的有色水晶都是石英的變體，包括粉晶、煙晶、紫水晶和黃水晶。石英產量豐富，任何地方──不管是礦石水晶店、工作檯，甚至戶外河床上，到處幾乎都可看到石英。由於價格實惠，絕對是你該放進脈輪水晶療癒工具包裡的首選礦石。

能量屬性

白水晶的能量特性包括：

- ◆ 激發意圖
- ◆ 增強不夠活躍的能量
- ◆ 幫助顯化
- ◆ 活化身心靈各層面能量

療癒屬性

白水晶具有強大的療癒特性：

- ◆ 吸收負能量
- ◆ 平衡所有脈輪
- ◆ 增強其他各種晶體的能量
- ◆ 平衡身心靈

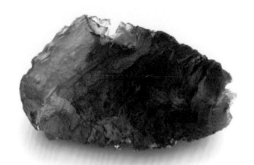

捷克隕石
MOLDAVITE

捷克隕石是一種帶有天體源頭極高振動頻率的石頭。沒錯——它真的是從天上掉下來的——至少是來自外太空。捷克隕石其實不是一種晶體，而是大約在 1,500 萬年前，一顆巨大隕石撞擊地球表面，因高溫和高壓而形成類似黑曜石的玻璃物質，稱為「似曜岩」（tektite，譯注：有時也直譯為隕石）。捷克隕石是在摩爾多瓦（Moldova）附近發現的一種隕石，因此稱為「Moldavite」。或許是帶有天體源頭賦予的高振動頻率特性，使捷克隕石成為一種備受讚譽的頂輪療癒石。

能量屬性

捷克隕石的能量特性包括：

◆ 使神聖能量可進入物質肉體層面　◆ 提高振動

療癒屬性

捷克隕石的療癒特性完全來自其高頻振動：

◆ 幫助能量療癒者與其療癒對象建立心理連結，以提高療癒效果

◆ 讓有形物質與神聖能量結合　　　　◆ 促進靈性覺醒

◆ 在冥想和夢境中更順利進行星界旅行　◆ 促進靈性成長

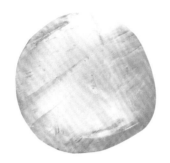

月光石
MOONSTONE

如果真有一種內包月光的寶石，那一定是月光石。這種美麗的乳白色岩石，看起來像是從內部透出柔和的乳白色光芒，這是因為光線從外部進入後，會從它所含的長石成分反射回來，此種現象稱為「青白光彩」（或稱「月光效應」）。就是這種美麗的光彩，使月光石成為非常受人喜愛的珠寶，不過由於它的質地非常柔軟，拿取和存放時都要特別小心。月光石有很多種顏色，如果是要處理頂輪問題，請選擇白色。

能量屬性

月光石的能量特性包括：

◆ 提供庇護　　　　　　　◆ 鎮定
◆ 使疲憊的能量得到更新　◆ 淨化氣場

療癒屬性

與月光石相關的療癒特性包括：

◆ 舒緩焦慮、憤怒和其他負面情緒　◆ 將負能量轉化為正能量
◆ 使精神得到重生和更新　　　　　◆ 深化冥想深度
◆ 平衡身心靈　　　　　　　　　　◆ 平衡所有脈輪
◆ 平衡情緒上的不穩定　　　　　　◆ 幫助治癒皮膚問題

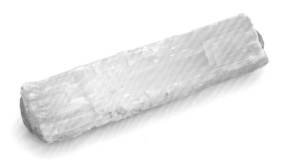

透石膏
SELENITE

乳白色半透明的透石膏是一種具有鎮定、舒緩和淨化作用的水晶。它是石膏（gypsum）的一種，與建築用的石膏板材料相同。它是一種極為柔軟的礦物質，大概可算是所有療癒水晶當中最柔軟的，因此在使用時需要特別小心。透石膏有一個相當獨特的特性就是它能夠自我淨化，而且你還可以用它來淨化其他水晶。像我自己就有一個專門裝透石膏的小碗，用來淨化使用過、但馬上會再使用的水晶。

能量屬性

除了淨化水晶之外，透石膏還具有其他功效，包括：

◆ 提供庇護　　　　　　　◆ 淨化能量

◆ 舒緩鎮定　　　　　　　◆ 穩定能量波動

療癒屬性

透石膏的療癒特性包括：

◆ 擴大覺知意識，特別適合在　　◆ 有助於促進意識狀態的
　冥想時使用　　　　　　　　　　改變

◆ 增強與神的連結　　　　　　　◆ 減緩環境過敏反應

◆ 幫助你接取阿卡西紀錄（Akashic records，一座能量圖書館，裡頭記錄了你靈魂旅程的詳細訊息）

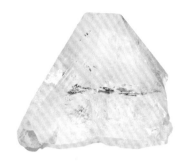

魚眼石
APOPHYLLITE

最常見的魚眼石形態是天然無色半透明的小金字塔形狀，偶爾也可看到綠色、藍色、粉色和紫色的魚眼石。事實上它不是單一礦物，而是一種稱為「**片狀矽酸鹽**」（phyllosilicates）的礦物類別；不過你還是可以在販賣靈性商品和水晶的商店看到它，通常都是被標示為「魚眼石」。如果是要用在頂輪療癒，粉色或透明的魚眼石是最佳選擇；外觀形狀則不拘。魚眼石是一種振動頻率極高的礦石，可以有效促進一個人的覺醒。

能量屬性

魚眼石的能量特性包括：

◆ 吸引你想要的能量
◆ 振動頻率極高
◆ 將負能量轉化為正能量

療癒屬性

魚眼石的療癒特性包括：

◆ 減輕壓力，舒緩焦慮
◆ 促進與神的連結
◆ 提醒你本具的神性，揭露二元對立的錯覺假象
◆ 清除制約造成的負面印記
◆ 促進靈性覺醒
◆ 促進超覺體驗，特別是在冥想時

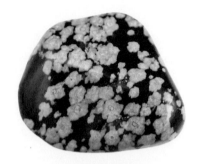

雪花黑曜石
SNOWFLAKE OBSIDIAN

雪花黑曜石從技術上來說並不是一種晶體，因為它不是礦物。它是火山熔岩噴發後迅速冷卻形成的黑色火山玻璃，裡面內包一種叫作「**方矽石**」（cristobalite）的礦物，因此外觀看起來像是點點的白色「雪花」。雪花黑曜石能夠平衡海底輪和頂輪，並使這兩個脈輪之間的所有脈輪都達到平衡。尤其對於自體免疫疾病特別有效，因為此病症的根源與這兩個脈輪都有關係。

能量屬性

雪花黑曜石的能量特性來自黑曜石和方矽石，包括：

- 吸引想要的能量
- 穩固接地
- 幫助顯化
- 將負能量轉化為正能量
- 提供庇護
- 淨化與去除不好的能量

療癒屬性

雪花黑曜石的療癒特性包括：

- 帶來靈性上的轉變
- 幫助你從更高的角度看待事物
- 促進與神的交流
- 有助於減輕發炎引起的疼痛

賽黃晶
DANBURITE

賽黃晶的顏色從極淺的漂亮粉紅到無色半透明。外觀通常呈菱形，在未切割打磨狀態下很容易辨認，它也是一種振動頻率極高的晶體。由於含有硼，因此具有淨化效果。賽黃晶的價格非常高，但功能卻非常強大，因此這樣的投資還是很有效益的。它也是我最喜歡的冥想石之一。

能量屬性

賽黃晶的能量特性包括：

◆ 淨化　　　　　　　　　◆ 振動頻率極高

◆ 清除堵塞

療癒屬性

與賽黃晶有關的療癒特性包括：

◆ 通過頂輪來連結與平衡心輪　　◆ 促進靈性覺醒

◆ 帶來精神上的轉變　　　　　　◆ 是一種靈性「真理」石；

◆ 幫助你認識和清除業力　　　　　促進對靈性實相的了解

◆ 幫助你了解二元性的本質　　　◆ 幫助你擺脫痛苦

◆ 幫助你認識事件情況的短暫性

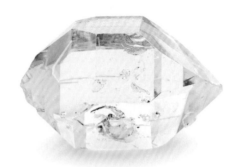

赫基蒙鑽
HERKIMER DIAMOND

赫基蒙鑽是形態特殊的透明石英（白水晶），擁有天然形成的雙晶尖，外觀跟鑽石很像。最早是在美國紐約州赫基蒙縣的白雲石礦層發現天然生長的赫基蒙鑽，並在那裡開採而得名。赫基蒙鑽擁有白水晶的所有特性，而且具有自然形成的獨特雙尖和絕佳透明度，使它成為振動頻率極高的水晶。跟其他形態的石英比起來，赫基蒙鑽更為稀有而且昂貴，但對於尋求高振動寶石的人來說，也確實有其價值。

能量屬性

赫基蒙鑽的能量特性包括：

- ◆ 激發意圖
- ◆ 增強不夠活躍的能量
- ◆ 促進高頻振動
- ◆ 幫助顯化
- ◆ 活化身心靈各層面能量
- ◆ 淨化氣場

療癒屬性

赫基蒙鑽的療癒特性包括：

- ◆ 放大其他水晶的能量
- ◆ 調和脈輪能量
- ◆ 促進超然體驗
- ◆ 增強免疫力

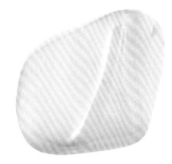

白瑪瑙
WHITE AGATE

白瑪瑙是近乎不透明的乳白色瑪瑙，屬於微晶質石英的一種。有時整顆都是同一顏色，有時則帶有從亮白色到淡褐色條紋。它本身的不透明特性非常適合用來處理過度活躍的頂輪，如果你在靈性修練期間容易與現實有形世界脫節，白瑪瑙可以幫你拉回到物質世界。由於它們本身就是平衡狀態，因此也可以幫你活化不夠活躍或阻塞的頂輪，溫柔地開啟你的靈性經驗。

能量屬性

與白瑪瑙相關的能量特性包括：

◆ 激發意圖　　　　　　　　◆ 幫助顯化

◆ 平衡不穩定的能量　　　　◆ 增強不夠活躍的能量

◆ 吸收過度活躍的能量

療癒屬性

與白瑪瑙相關的療癒特性包括：

◆ 平衡極端的兩極（例如陰與陽）

◆ 鎮定和舒緩焦慮

◆ 幫助你在困難情況中依然保有自己的想法

◆ 提醒你外在環境情況的短暫無常本質

◆ 帶來平靜感

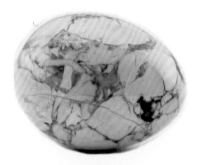

白紋石
HOWLITE

雪白色、不透明的白紋石，表面布滿細細的灰色條紋。這樣的裂紋讓它看起來跟白色的綠松石很像，所以你會在市面上看到很多用白紋石染色後仿造的綠松石。其實它跟綠松石沒有半點關係，也沒有相似的特性，但由於它很容易仿製成綠松石，而且價格上便宜得多，因此在珠寶製作中經常被拿來作為替代品。白紋石的療癒特性非常多，這也使其成為一種相當重要的療癒石。

能量屬性

白紋石的能量特性包括：

- ◆ 提供庇護
- ◆ 啟發靈感
- ◆ 淨化能量
- ◆ 鎮定過度活躍的能量

療癒屬性

白紋石的療癒特性包括：

- ◆ 激發創造力
- ◆ 帶來平靜感
- ◆ 幫助睡眠安穩
- ◆ 刺激大腦
- ◆ 幫助你回憶前世
- ◆ 幫助你從靈性的角度看待難以相處的人
- ◆ 幫助治癒跟牙齒和骨骼有關的問題

以視覺化冥想進行脈輪清理練習

在設定意圖和靈性成長上，觀想／視覺化（visualization）是非常強大好用的工具。

以下要來介紹一個脈輪清理和平衡的冥想法，你可以一次針對單一脈輪，一個一個分別處理，也可以透過快速視覺化冥想，一次同時協調和平衡所有脈輪。時間設定在 5 到 10 分鐘，如果你沒有時間進行更長時間的冥想，這是一個非常有效的方法，可以幫你開啟嶄新的一天。事實上，我所有的冥想療程幾乎都會從這個脈輪清理練習開始。

1. 找一個不會被干擾的地方，舒服地坐著或躺下來。

2. 閉上眼睛，做幾次深呼吸，直到你感覺整個人很放鬆，心神非常專注。

3. 從觀想你的海底輪開始。想像它是一個正在旋轉的紅色光輪。

4. 現在，觀想一束金色或白色的能量從你的海底輪往上流到你的生殖輪，它是一個橘色的旋轉光輪。

5. 觀想這股金色或白色的光繼續往上移動，一一穿過你的每一個脈輪，與那個脈輪的彩色光輪合併，然後繼續往上，最後到達你的頂輪。

6. 到達頂輪之後，把整個路程反過來，讓金色或白色的光向下穿過每一個脈輪，最後到達海底輪。

7. 抵達海底輪後，想像從你的海底輪長出根，往下扎入大地裡。

8. 當你感覺整個過程都完成了，就可以張開眼睛。

療癒頂輪的冥想練習

　　你的頂輪很容易失去平衡。以身體和心智為代價而專注於靈性追求的求道者，通常頂輪都有過度活躍的情形，這會導致好像你沒有在你的身體或心智之中扎根的感覺。早年我在追求靈性成長時也有過這樣的經驗，有很多年我都感覺自己像是活在我身體之外的某個地方。雖然我覺得這樣有點酷，但同時，我也忽略了自己的肉身和心理健康，最後導致身體經常不舒服，甚至與實際生活脫節。我花了很多年才重新回到我的身體，並認識到，身、心、靈是一個整體，三者必須同時並重，如此才能以我的人身經驗得到真正的覺醒。這種類型的脫節其實相當常見，尤其當人們渴望與神連結，但又缺乏工具方法來處理這類經驗時。

　　另一種相反的情況是，人們可能過於關注物質，而完全忽略靈性面，這也會導致頂輪失衡。通常，這類型的脫節都是因為早年就在極為嚴格的宗教權威或教條環境中長大，後來變成拒絕接受；要不然就是相反，始終堅信科學教條而排除任何靈性精神方面的學習發展。無論是哪一種，重要的是平衡。

　　無論你的頂輪是過度活躍還是不夠活躍，這個視覺化冥想都能幫助你達到平衡。冥想可以讓你培養活在當下的體驗，這有助於你處於靈性覺醒狀態，同時又活在你的身體之中。

　　你可以使用本章介紹的任何一種水晶來進行這個視覺化冥想。

◆ 選擇一個不受干擾的地方，舒服地坐著或躺著。

◆ 開始冥想前，請先淨化你的水晶。（淨化方法請參閱第 42 頁）

◆ 如果你願意，可以使用檀香或花梨木精油來做擴香，或取其中一種精油 3 滴跟一茶匙基底油（比如荷荷巴油）混合，直接塗抹在頭頂，順時鐘方向按摩，以此來提升冥想效果。

◆ 你也可以播放 963 Hz 音頻的冥想音樂或 solfeggio 聲波音頻（請參閱第 210 頁〈相關資源〉），來進一步加強冥想與頂輪能量平衡的效果。此外，由於頂輪的種子咒是靜默，你也可以選擇在安靜無聲中進行這個冥想。

◆ 如果你願意，可設定計時器，最少 5 分鐘，最長 20 分鐘。

　　你可以使用「我是」這句咒語來進行這個視覺化冥想。另一句可選擇的咒語是：「我活在當下。」（I am present.）

1. 舒服地坐著或躺下來。雙手放在頂輪位置，將水晶放在雙手下方的頭頂上。如果你是躺著，也可以將水晶放在你的頂輪位置，然後將雙臂放在身體兩側。

2. 閉上眼睛。做 3 次深呼吸，用鼻子吸氣，從嘴巴吐氣。

3. 現在，深呼吸，在心中默唸或大聲誦唸你的咒語。一邊將注意力放在呼吸上，一邊不斷重複誦唸。

4. 當你重複誦唸咒語時，觀想自己坐在一座白色石頭寺廟的白色大理石階梯上。你面前是一座花園，裡面開滿了美麗、芬芳的白花。你的周圍飄浮著蓬鬆、柔軟、舒適的白雲，一束白光溫和地照耀著你。這裡靜謐祥和，充滿平靜與滿足感。

5. 你看到遠處有東西朝你移動。當它靠近時，你發現它是一朵雲，裡面有成千上萬隻白色蝴蝶，全部的蝴蝶都在發光，就像從內部透出閃亮的白光一樣。你看著它們在你身邊飛來飛去，驚訝地細細觀看它們發光的翅膀。

6. 你低頭看著自己的身體，發現它也在發光，就像從內部透出光來一樣。你坐下來，沐浴在你的白光中，你意識到，在這一刻，你可以化身成任何東西，也可以做任何你想做的事。你可以坐著靜靜觀看，也可以飛來飛去和蝴蝶嬉戲玩耍。不用刻意做選擇，只要單純地去做和存在，活在當下每一刻，不要思考、也不要思慮。

7. 現在，當你感覺整個冥想已經完成，就將意識拉回到呼吸上。注意呼吸的進出和你身體的感覺，讓意識回到你身上。

8. 完成後，就可以張開眼睛。

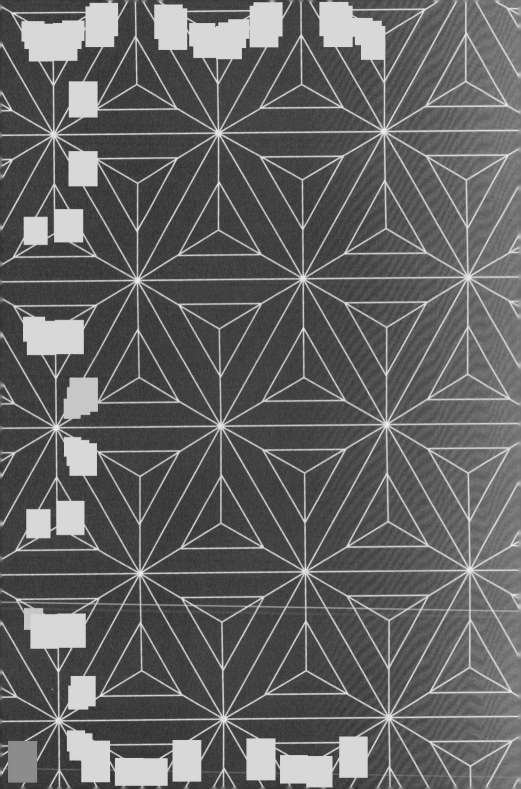

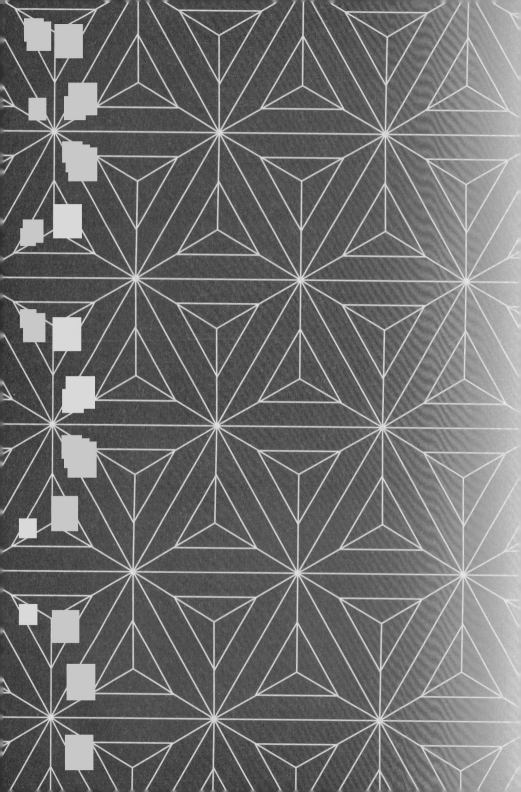

CHAPTER 10
持續你的療癒旅程

所有的療癒旅程都需要意圖與專注力。既然你已經讀到這裡，代表你有心療癒和平衡你的脈輪，而且在你找到適合的輔助工具之前，你早就開始付諸關心了。這只是第一步，跟每一次的療癒旅程一樣，後面還有很長的路要走。一旦展開療癒，你就會發現還有其他部分同樣需要你關心。這就是我們人類這具有形肉體的生命本質。因此，當你學會如何使用工具來療癒每一個脈輪，接下來就得知道如何將它們化為你自己的東西，持續運用在你個人的脈輪療癒旅程上。

旅程第一步

我們已經來到這裡。你認識了每一個脈輪，了解它們的平衡或失衡如何影響你，也學到如何調和脈輪的方法。現在，你可以自己決定要如何往前走，是返回繼續先前的練習，還是使用你在此處獲得的工具，走自己的路。

我鼓勵你繼續保持訊息接收狀態，深刻去認識，療癒是每一個人一生不斷持續的過程。當然，你可以隨時停下來享受你所取得的成果，但也要記住，這條路並沒有走完的一天，因為如果都沒有什麼可以療癒了，你就不需要再待在這個肉身之中經歷你的人生。

有一項很簡單的工具是我每天都會使用的，那就是脈輪掃描。我會觀想金色能量從我的海底輪開始，循著一個一個脈輪慢慢往上移動。如果我注意到我的能量卡在某個特定脈輪上，我會記下來，並特別關心它，有時是使用書中分享的一些水晶和療癒技術，有時是針對這個不平衡的脈輪進行觀想（視覺化）、誦唸咒語和冥想。

有很多東西要學。水晶只是脈輪平衡的起步。你也可以考慮探索其他層面的療癒，利用上課、或是閱讀更深入的水晶書籍、學習各種形式的能量治療法、研究更多關於芳香療法的知識、參加冥想或聲音治療課程等。以上這些，都可以成為你個人療癒工具包中值得珍藏的重要工具。

你也可以往外延伸，繼續擴大你的學習範圍，展開屬於自己的水晶體驗之旅。到水晶店去，進門之後稍微停下腳步，做幾次深呼吸，然後在心裡默想：「請讓我看到我現在需要的。」然後看看你被引導到哪裡，你就能在那裡找到當下最適合你的療癒水晶。

維持自身平衡

我鼓勵你，透過持續關注和觀察不平衡的跡象來調整你的身、心、靈健康。如果你發現自己失去平衡，請試著盡早處理它，以免能量堵塞卡住。

你不需要很多水晶，但至少每一個脈輪要有一顆，可以在你失去平衡時提供需要的工具。一旦你發現自己失去平衡，這些水晶馬上就能派上用場。失去平衡並不是什麼羞愧之事。生命對所有人都是平等的，**任何人**都有失衡的時候，但宇宙也提供了水晶這樣東西，來幫我們恢復和諧。

持續使用水晶有很多好處。它們能夠幫助你思維更清晰、讓你感覺身體更舒服，也能帶給你健康、緩解焦慮、推動靈性成長、幫助你度過艱難時期、鎮定起伏的情緒等。每當你遇到困難情況，無論是人際關係問題還是工作問題，一定有一顆水晶可以幫助你。就算你覺得自己很平衡沒什麼問題，水晶也可以協助你保持這種和諧，在靈性成長路程上繼續往前走。

　　水晶為我的生活帶來了不可思議的影響，當然，它們也可以影響你的生命。你是擁有人類肉身經驗的靈性存在，而水晶是來自地球和宇宙的禮物，注定要在你的旅程中為你提供支持。

　　無論你是佩戴它、將它作為禮物送給別人、將它放在家裡、放在辦公桌抽屜裡，還是放在口袋裡，水晶都能將神聖能量帶入地球生命的振動中。它們來到這裡，就是為了幫助你找到美好與祝福，這是生而為人最棒的禮物。

致 謝

　　很幸運，作為一個具人類肉身的靈魂體，我有許多老師和治療夥伴支持我學習和成長。我近期的老師是我的讀者和學生，他們提出許多問題和挑戰，幫助我釐清我的想法、寫作內容、教學和治療。對這一切，我深深感謝。

　　感謝 Kayla Park 和 Callisto Media，讓我有機會繼續寫書，探討最棒的主題。對我來說，這是在實現我的一個夢想，一個我永遠感念感謝的夢想。

　　還要感謝許多朋友以及支持我的人，包括我的丈夫 Jim；我的孩子 Tanner 和 Liz；我的兒媳 Abby；以及許多了不起的靈魂，我很榮幸，能夠稱呼你們為**朋友**。因為有你們存在我的生命中，我感到光榮，而且無比喜樂。

相關資源

書籍

《慧眼視心靈》（*Anatomy of the Spirit: The Seven Stages of Power and Healing*，譯注：中文版由豐富文化出版社出版，2023年），作者：凱洛琳・密思（Caroline Myss）。這是一本全面解析各個脈輪及其如何影響人體健康的書籍，透過深度剖析，帶你逐一認識每一個脈輪的功能。

◆ 《快速學會！脈輪療癒實作指南》（*Chakra Healing: A Beginner's Guide to Self-Healing Techniques that Balance the Chakras*，譯注：中文版由大樹林出版社出版，2020年），作者：瑪格麗塔・阿爾坎塔拉（Margarita Alcantara）。除了水晶之外，也帶你認識脈輪，並提供簡單的平衡和療癒技術。

◆ 《水晶能量療癒指南》（*Crystals for Beginners: The Guide to Get Started with the Healing Power of Crystals*，譯注：中文版由楓樹林出版社出版，2020年），作者：凱琳・弗雷澤（Karen Frazier）。是我所寫的水晶專書。告訴你為什麼水晶擁有療癒功效，並引導你透過一個簡單方法找到最符合你需求的水晶。

◆ 《水晶繆斯：透過日常儀式活出真實自我》（*Crystal Muse: Everyday Rituals to Tune in to the Real You*，_{暫譯}），作者：希瑟·阿斯基諾西與提米·揚德羅（Heather Askinosie and Timmi Jandro）。是一本藉由儀式將水晶能量帶入日常生活的絕佳指南。

◆ 《靈修精油：脈輪平衡、神聖原型與五大元素》（*Essential Oils in Spiritual Practice: Working with the Chakras, Divine Archetypes, and the Five Great Elements*，_{暫譯}），作者：坎迪絲·柯文頓（Candice Covington）。提供使用精油來平衡脈輪的指南。對於希望結合水晶與其他工具來促進脈輪療癒的人來說，這是一本非常棒的入門書。

◆ 《啟動你的內在療癒力，創造自己的人生奇蹟》（*You Are the Placebo: Making Your Mind Matter*，_{譯注：中文版由遠流出版社出版，2018 年}），作者：喬·迪斯本札（Joe Dispenza）。告訴我們身心靈失衡如何導致疾病，以及如何透過儀式幫助你恢復平衡和健康，為尋求自我療癒的人提供力量和支持。

線上資源

◆ **HEALINGCRYSTALS.COM** 是我最喜歡的網路水晶商城。除了提供最尖端資訊，也精選品質優良、價格合理、貨源穩定的水晶供大眾選購。

◆ **SAGEGODDESS.COM** 是一個非常棒的線上資源網站，提供合乎道德的水晶以及其他靈性工具和資訊。

◆ VITAJUWEL.US 和 GEMSTONEWELL.COM 販賣各式各樣漂亮的玻璃水晶能量水瓶。

◆ 《**超癒力**》（*Heal*）是一部探索能量療癒的精美紀錄片，任何想要了解什麼是自我療癒，以及想要從人類靈性成就中獲得啟發的人，這都是一部必看的影片（譯注：影片精華已集結為同名書籍，中文版由三采出版社出版，2020 年）。

◆ 「**Solfeggio 聲波冥想**」（Solfeggio Sonic Meditations），由 Diviniti Publishing 開發，是一款提供各種聲波音頻的應用程式，有助於脈輪平衡。

心理健康資源（譯注：僅限美國）

◆ BETTERHELP.COM 是一個線上療癒平台，提供美國各種證照治療師的網站連結。

◆ NAMI.ORG 是美國心理疾病聯盟網站，你可以在網站上找到特定文化支持團體名錄、心理健康教育、對談和電話緊急熱線，以及美國當地支持小組等資源。

參 考 資 料

1. Baird, Dr. Christopher S. "Do Kirlian Photographs Show the Soul of an Organism?" Science Questions with Surprising Answers. February 10, 2016. WTAMU. edu/~cbaird/sq/2016/02/10/do-kirlian-photographs-show-the-soul-of-an-organism.

2. Brandeis University. "Illusion vs. Reality: Age-related Differences in Expectations for Future Happiness." *ScienceDaily*. September 14, 2008. ScienceDaily.com/releases/2008/09/080911154216.htm.

3. Carlos, Kristine D. "Crystal Healing Practices in the Western World and Beyond." Honors undergraduate theses, University of Florida, 2018. Stars.Library.UCF. edu/honorstheses/283.

4. David, Isaiah. "How Do Piezoelectric Crystals Work?" Sciencing. Accessed May 22, 2021.   Sciencing.com/do-piezoelectric-crystals-work-5132808.html.

5. *EarthDate*. Episode ED-199. "Legends of Amethyst." Bureau of Economic Geology, University of Texas at Austin. Accessed May 22, 2021. Earthdate.org/legends-

of-amethyst.

6. *Encyclopædia Britannica Online.* "New Age Movement," accessed May 22, 2021. Britannica.com/topic/New-Age-movement.

7. *Encyclopædia Britannica Online.* "Types of Bonds," assessed May 22, 2021. Britannica.com/science/crystal/Types-of-bonds.

8. Gorst, Pam. "A Brief History of The Chakra Origin." Tantric Academy. September 3, 2018. Tantricacademy.com/history-of-the-chakras.

9. Longhurst, John C. "Defining Meridians: A Modern Basis of Understanding." *Journal of Acupuncture and Meridian Studies* 3, no. 2 (June 2010): 67–74. doi.org/10.1016/S2005-2901(10)60014-3.

10. Moskowitz, Clara. "Fact or Fiction?: Energy Can Neither Be Created Nor Destroyed."*Scientific American.* August 5, 2014. ScientificAmerican.com/article/energy-can-neither-be-created-nor-destroyed.

11. Packard, Cassie. "The Colorful and Clairvoyant History of Aura Photography." Artsy. January 3, 2019. Artsy.net/article/artsy-editorial-colorful-clairvoyant-history-aura-photography.

12. Spoor, P. S., and G. W. Swift. "The Huygens Entrainment Phenomenon and Thermoacoustic Engines." *Journal of the*

Acoustical Society of America 108, no. 2 (August 2000): 588–99. doi.org/10.1121/1.429590.

13. "Why Is Turquoise Significant in Native American Culture?" *Kachina House* (blog). July 31, 2018. Blog. KachinaHouse.com/why-is-turquoise-significant-in-native-american-culture.

脈輪水晶療癒指南

Chakra Crystals: A Beginner's Guide to Self-healing with Chakra Stones

作　　者	凱琳‧弗雷澤 Karen Frazier	
譯　　者	黃春華	

副 社 長	陳瀅如
總 編 輯	戴偉傑
主　　編	李佩璇
特約編輯	李偉涵
行銷企劃	陳雅雯、林芳如
封面設計	比比司工作室
內頁排版	李偉涵

出　　版	木馬文化事業股份有限公司
發　　行	遠足文化事業股份有限公司（讀書共和國出版集團）
地　　址	231 新北市新店區民權路 108-4 號 8 樓
電　　話	(02) 22181417
傳　　真	(02) 22180727
E m a i l	service@bookrep.com.tw
郵撥帳號	19588272 木馬文化事業股份有限公司
客服專線	0800-221-029
法律顧問	華洋法律事務所　蘇文生律師
印　　刷	漾格科技股份有限公司

I S B N	9786263144194（平裝）
	9786263144347（EPUB）
	9786263144330（PDF）
定　　價	420 元
初　　版	2023 年 5 月
初版三刷	2024 年 8 月

國家圖書館出版品預行編目 (CIP) 資料

脈輪水晶療癒指南 / 凱琳 . 弗雷澤 (Karen Frazier) 著；黃春華譯 . -- 初版 . -- 新北市：木馬文化事業股份有限公司出版：遠足文化事業股份有限公司發行 , 2023.05
216　面；14.8x21 公分
譯自：Chakra crystals : a beginner's guide to self-healing with chakra stone
ISBN 978-626-314-419-4(平裝)

1.CST: 另類療法 2.CST: 水晶 3.CST: 能量

418.99　　　　　　　　　112005187

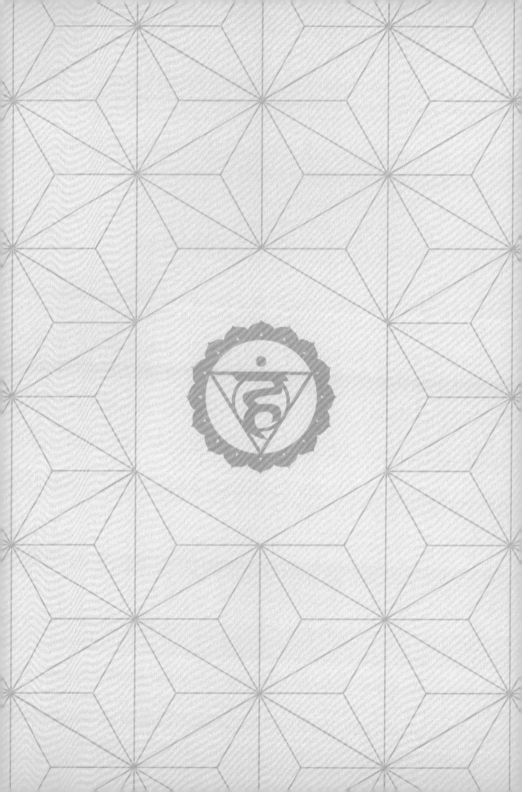

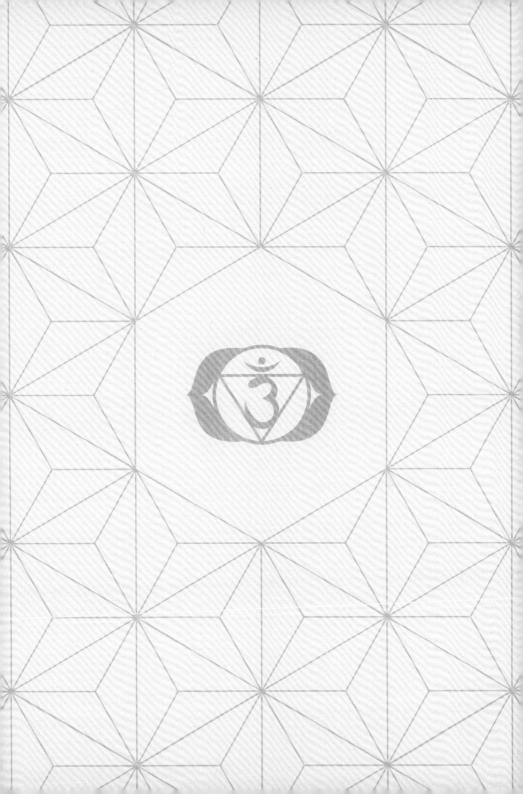